健身气功

运动水平等级（段位）教程

国家体育总局健身气功管理中心 编

人民邮电出版社

北京

图书在版编目（CIP）数据

健身气功运动水平等级（段位）教程 / 国家体育总
局健身气功管理中心编. -- 北京：人民邮电出版社，
2024.4
ISBN 978-7-115-63701-7

Ⅰ．①健… Ⅱ．①国… Ⅲ．①气功－健身运动－教材
Ⅳ．①R214

中国国家版本馆CIP数据核字(2024)第034040号

免 责 声 明

内 容 提 要

本书由国家体育总局健身气功管理中心组织编写，旨在为想要进行健身气功运动水
平等级（段位）评定的习练者提供指导。

本书首先对健身气功的基本知识、锻炼原则、学练方法和基本功进行了介绍，然后
结合真人示范图，对易筋经、五禽戏、六字诀、八段锦、大舞、马王堆导引术、十二段
锦、导引养生功十二法、太极养生杖和校园五禽戏等十二种健身气功的习练要求和功法
动作进行了详细讲解，最后提供了健身气功的科学研究与竞赛组织的相关内容。此外，
本书免费提供了十二种健身气功的分段及完整功法视频，以帮助习练者更好地掌握动作
技术。

◆ 编　　　　国家体育总局健身气功管理中心
　　责任编辑　刘　蕊
　　责任印制　彭志环
◆ 人民邮电出版社出版发行　　北京市丰台区成寿寺路 11 号
　　邮编　100164　　电子邮件　315@ptpress.com.cn
　　网址　https://www.ptpress.com.cn
　　北京瑞禾彩色印刷有限公司印刷
◆ 开本：700×1000　1/16
　　印张：13.75　　　　　　　　　2024 年 4 月第 1 版
　　字数：268 千字　　　　　　　2024 年 12 月北京第 2 次印刷

定价：69.80 元

读者服务热线：(010) 81055296　印装质量热线：(010) 81055316
反盗版热线：(010) 81055315
广告经营许可证：京东市监广登字 20170147 号

编委会

前言

一、编写背景

    健身气功作为中华优秀传统文化的代表之一，既是术道并重、身心兼修的民族传统体育项目，更是历久弥新、传承不息，深受广大人民群众喜爱的全民健身项目。为深入贯彻执行《"健康中国 2030"规划纲要》《体育强国建设纲要》等系列文件中关于大力推广健身气功项目的指导精神，充分发挥这一优秀传统体育项目在建设体育强国、健康中国及增强国家凝聚力和文化软实力等方面的独特作用，根据国家体育总局的总体部署和新时期健身气功发展面临的新形势、新任务、新要求，国家体育总局健身气功管理中心组织编写了本书。

二、编写价值

    本书以习近平新时代中国特色社会主义思想为指导，深入贯彻党的二十大精神，坚持"以人民为中心"、增强"四个意识"、坚定"四个自信"、做到"两个维护"，切实落实全民健身国家战略。一方面，积极推动健身气功健康可持续发展，不断提升公共服务能力，满足人民群众日益增长的多元化健身健康需求。另一方面，精准匹配不同层次爱好者的健身需求，提高广大群众健身气功习练水平，弘扬优秀传统文化。

三、编写意义

    本书坚持以习近平文化思想为指引，切实担负起新时代新的文化使命，进一步做好健身气功的推广普及工作。本书的编写是健身气功运动水平等级（段位）推广工作中的重要一环，通过推动段位制评定工作，使健身气功项目更加普及，民众参与更为深入，健身健康服务产品更趋丰富；推进并基本实现与现代化相适应的公共服务体系，为体育强国、健康中国建设做出积极贡献。

    通过实施段位制，把制度优势更好地转化为治理效能，不断完善健身气功组织管理、人才培训、赛事活动等制度体系建设，以研究实施段位制、指导员、裁判员和教练员系列等级制度为重点，形成集技能评价、人员管理、行业规则于一体的制度体系。加强健身气功标准化建设和服务，切实提高健身气功治理和服务能力，以制度配套统筹推进各项改革措施，推进健身气功项目治理体系和治理能力现代化。

四、编写原则

本书始终以坚持党的全面领导作为健身气功发展的根本保证，在本书的撰写过程中不断增强政治意识，提高政治能力，防范政治风险。本书的编写遵循以下原则：一是以人民的健康健身需求为起点。把满足人民健康健身需求作为健身气功工作的出发点和落脚点，不断提升公共服务能力，倡导科学健身，充分调动广大群众参与健身气功活动的积极性，共享健身气功发展成果。二是以健身气功本体的自主性和创新性为着力点。遵循健身气功项目发展内在规律，积极探索新技术、新业态、新模式在工作中的应用，促进"健身气功+"与全民健身、全民健康的融合发展，在合作共赢中创新发展。

五、编写特点

本书遵循"理论与实践相统一"的认识规律。本书根据运动水平等级（段位）实施的具体要求，涵盖了技术规范、功法理论和科研方法、组织管理等方面的内容；运用教学训练原理，结合功法技术特点，遵循学习锻炼习惯，以文字、图片和视频形式重点解析了动作规格、要领等，内容精简、图文并茂、鲜活明快、直观方便，集知识性、实用性和科技性于一体，是健身气功辅助教学的应用教材，也是初学入门者和技能进阶者的宝贵参考用书。

此外，本书与健身气功通用教材相衔接，并在多年推广教学的基础上，适当增加了调息基本功锻炼等方面的知识，丰富了健身气功的理论与技术体系。

最后，本书由健身气功专家参与编写，虽经多次修改，仍难免存在疏漏之处，敬请广大健身气功爱好者批评指正。

目录

第十三章 健身气功·校园五禽戏（小学版、初中版、高中版）

第十四章 健身气功竞赛组织管理与科学研究

第一章
健身气功的基本知识和理论

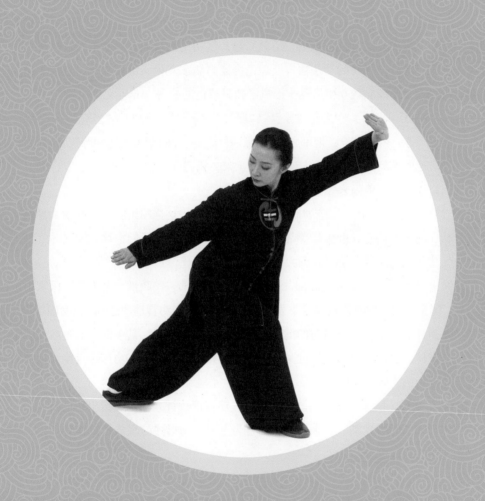

　　健身气功是理法并重、内外兼修的民族传统体育项目，注重知行合一、理论指导锻炼、实践检验理论，所以本章在简要论述健身气功发展简史的基础上，着重阐述健身气功的概念及其内涵，以便锻炼者更好地把握健身气功的内容和特点、基础理论、功能与作用，理解段位制推广的方式方法和重要意义。

1.1 健身气功概述

一、健身气功的发展历程与概念形成

健身气功是中华民族的文化瑰宝，是以中国传统文化中关于人的生命的整体性认识为基础，通过内向性运用意识提高身心整体功能状态的养生实践经验和方法学体系。

气功文化源远流长，在春秋战国时代与诸子百家学说结合，开始形成较为完整的理论体系。秦汉以来，随着佛教东渐、道教兴起，气功实践与理论不断丰富，经过魏晋、隋唐、宋元、明清，气功的功法内容、理论内涵与儒家文化、道家文化、佛教文化、中医文化、武术文化等交融互生，逐步形成了独具特色的健身、养生文化内涵。

古代"气功"又称为"吐纳""导引""服气""行气""调息""坐忘""心斋""胎息""存思"等，名称虽异，但都强调姿势、呼吸、心神的调炼，达到练气养生的目的。晋代许逊所著的《灵剑子》（后人考证书成于宋，托名许逊著）首次出现"气功"一词，有练气、修德之意，但尚未作为专用名词使用。

1957年，刘贵珍编著《气功疗法实践》一书，书中这样写道："'吐纳、导引、定功、静功、内功、调息、静坐'等都属于气功的范围。……我们把培育元气的健身方法称之为气功"。从此"气功"一词大行于世。

1996年8月，中共中央宣传部、国家体委、卫生部、民政部、公安部、国家中医药管理局、国家工商行政管理局联合下发《关于加强社会气功管理的通知》，明确指出"社会气功是指社会上众多人员参与的健身气功和气功医疗活动。其中群众通过参加锻炼，从而强身健体、养生康复的，属健身气功；对他人传授或运用气功疗法直接治疗疾病，构成医疗行为的，属气功医疗"。

2000年9月，国家体育总局公布《健身气功管理暂行办法》，指出"健身气功是以自身形体活动、呼吸吐纳、心理调节相结合为主要运动形式的民族传统体育项目，是中华悠久文化的组成部分"。

二、健身气功的运动特征与文化内涵

健身气功是中国传统养生文化的瑰宝，是传统生命哲学观念与养生健身方法相结合的民族文化遗产。"健身"作为定语修饰"气功"，指具有养生健身意义的气功。"气功"作为定语修饰"健身"，指健身的手段是气功。两个词语的相互限定，既突出了运动形式和功能，又彰显了运动健身目的，让健身气功在气功和体育之间找到了重合点，也形成了区别于其他气功、体育项目的独特健身养生特点。

健身气功的健康内涵是中国传统医学和现代医学的双向融合。中国传统医学的健康观念是建立在天人整体生命观之下的大健康概念，《黄帝内经·素问·上古天真论》曰："法于阴阳，和于术数，食饮有节，起居有常，不妄作劳，故能形与神俱，而尽终其天年，度百岁乃去。"现代医学的健康观念是建立在多学科综合研究之上的生命健康概念，既包括生理健康，也包括心理健康和社会适应的健康。

健身气功的健康追求方式是中国传统体育项目和现代体育理念的结合。"形体活动、呼吸吐纳、心理调节"既带有现代体育运动的一般属性，又突出了深具民族养生文化内涵的"调身、调息、调心"个性特征，通过"三调合一"的方法使人体在运动健身时进入最佳的生命状态。

健身气功具有深厚的传统文化特色。"健"字除了健康的含义外，还暗含着一种积极进取的生命态度。《周易·象传》曰："天行健，君子以自强不息。""气"为中国哲学中连接天地万物的一个典型概念。《庄子·知北游》曰："通天下一气耳！"健身气功的功法内容、习练要领、养生作用等各方面也都体现着传统文化的精髓。"易筋经""五禽戏""六字诀""八段锦"等功法，乃至功法中的一招一式，都已有几百年乃至上千年的流传历史；"形神兼备""动静结合""舒展圆活"等练功要领体现了中国传统文化下的生命审美特征；"畅通经络""协调脏腑""畅志宁神"等养生作用，都是中医养生理论和传统生命观念的体现和表达。

三、健身气功与涵养道德

（一）涵养道德与练功的关系

古往今来，练功不仅是为了强身健体，更是为了追求陶冶情操、修身养性等境界。心性的培育、道德的涵养对于练功者来说更为重要。"意为气之帅"，只有加强道德修养，才能在"不如意者常八九"的人生环境里保持心静身稳，从而保证意念活动处于良性状态。因此，日常生活中保持良好的生活方式、愉悦的心理状态及和谐的人际关系，将有助于练功者达到"清静"之状态，以进一步实现身心健康，安然处世。

健身气功讲究"三调合一"，其中"调心"亦是核心层的习练。在练功过程中，调心指的是通过能动、内向性运用意识来增强对形和气的控制，从而强化自身的生命运动。如果把这种不受外界条件直接刺激的意识活动看作是自控能力的锻炼，那么涵养道德就可看作是在外界环境干扰下的意识活动自我控制能力的锻炼。由此可见，涵养道德本身就是调心，是练功过程中调心的延伸。人生活于社会之中，练功的时间是有限的。只有在日常生活中事事、时时、处处自觉地注意涵养自身的道德，在涵养道德之中调整自己意识的控制能力，做到涵养道德锻炼日常化、生活化，才能使精神宁静而不浮躁，意气中和而不偏颇。

（二）如何涵养道德

第一，树立正念，科学习练。

树立正念就是健身气功习练者要崇尚科学，树立正确的练功观。习练健身气功要端正动机，以强身健体、养生康复为目的。健身气功社会体育指导员要提升传承文明、教功育人的职业道德。

第二，陶冶性情，调畅情志。

人生活在社会之中，会遇到各种各样的矛盾。这些矛盾往往会招致情绪和感情的变化，骚扰精神，使之不得安宁；扰动气血，使之失去平衡。正如，七情之过的"怒则气上，喜则气缓，悲则气消，恐则气下，惊则气乱，思则气结"（《黄帝内经·素问·举痛论》）。此类气运失常，必定损及神、形，练功就不可能取得理想效果。从根本而言，"七情之过"，是"静心""寡欲"的失衡，从而失却本身自然中和之性。为此，在日常生活中，理应保持心静，遵循"欲不可绝，亦不可纵"之法，以此陶冶自身性情。

第三，对治习气，慎独养心。

人之初，性本善，只是在后天生活过程中，逐步沾染了各种习气。习气中有好有坏，好的习气利人利己，故称之为美德，于练功有促进作用。坏习气损人利己或损人不利己，与习练健身气功的要求大相径庭。因此，要练好健身气功必须克服不良习气，尤其要在"慎独"上下功夫，致力于做到一个人在独处时思想、言语、行为谨慎，涵养道德心志，牢固确立正确的人生观和价值观。

第四，增益禀赋，砥砺自身。

禀赋就是禀性，包括人的性格和脾气。它有遗传的基础，也有实践的印记，可以说是先天与后天的结合。因此，人们可以通过后天的实践来改变禀赋。增益禀赋，就是通过练功涵养道德，来弥补自己先天禀性之不足，使自身的生命运动得到改善。故此，必须自觉地在日常生活中砥砺自己，根据自己的天性而有的放矢地陶冶。

四、健身气功段位制概述

为大力弘扬中华优秀传统文化，提升全民健身水平，推广普及健身气功，科学评定习练者技术理论水平，增强习练者荣誉感，促进运动水平提高，结合健身气功项目特点，根据《中华人民共和国体育法》《健身气功管理办法》等相关规定，制定《健身气功运动水平等级（段位）评定办法》（以下简称"段位制"）。段位制是根据个人掌握的健身气功技术和理论程度，以及对健身气功发展做出的贡献，全面评价习练者等级的制度。

健身气功段位制分为单项段位、综合段位和荣誉段位，由低到高按如下设置。

单项段位：一段、二段、三段、四段、五段。

综合段位：六段、七段、八段、九段。

荣誉段位：荣誉七段、荣誉八段、荣誉九段。

健身气功段位制施行申请与审核制度。申请获得健身气功段位者，须向具有相应管理权限的段位考评合作单位提交相应申请材料，相关单位审核通过后，正式进入考评程序。

健身气功段位制评定内容包括功法培训、技术考核、理论考试、比赛成绩、资质水平、研究成果等，根据单项段位、综合段位、荣誉段位的不同级别，设置不同的评定内容。

健身气功段位的授予：中国健身气功协会认定的段位考评合作单位，可批准授予单项段位一至五段的段位称号，并向中国健身气功协会备案。省级健身气功协会（或业务主管部门）申请成为的段位考评合作单位，可批准授予单项段位一至五段和综合段位六段的段位称号，并向中国健身气功协会备案。综合段位七至九段、荣誉段位七至九段的段位称号由中国健身气功协会批准授予。中国健身气功协会根据不同段位，设计相应的证书、徽饰和服装。徽饰由段位考评合作单位向中国健身气功协会统一购买，段位服装由晋段人员根据本人意愿选购。

1.2 健身气功的内容和特点

一、健身气功的内容

健身气功的内容主要涵盖"形体活动""呼吸吐纳""心理调节"三方面。将"调身""调息""调心"融为一体的"三调合一"境界，是健身气功锻炼区别于一般体育运动的本质特征。

（一）调身

形体活动是健身气功的外在表现形式，包括对基本身型和肢体运动的调控。健身气功主要通过屈伸俯仰、升降开合等方法调控人的行、立、坐、卧四个基本姿势，达到形体的中正柔和、动作的圆活灵敏。健身气功不是短时间内身体的激烈运动，而是以特定的动作，循序渐进地调整人体的生理功能。通过习练功法，带动四肢乃至全身关节骨骼，进而牵动各内脏器官运动，逐渐提高全身肌肉的灵活性和协调性，从而起到柔筋健骨、疏通经络、调畅气血的作用。

（二）调息

"一呼一吸谓之息"，息不仅指呼和吸的过程，还包括一吸一呼之间的停顿。呼吸的形式和气息的出入，是健身气功习练的重要内容和环节，通过口型、发音、意念、动作及不同呼吸方法来调控习练者的呼吸频次多少、过程深浅、气息出入大小等，以循序渐进地进入"吐唯细细，纳唯绵绵"的理想状态，达到吐故纳新、强壮脏腑、静心止念等作用。

（三）调心

调心即心理调节，指健身气功的内在意识活动。习练者通过对自我的精神意识、思维活动、情绪情感等进行调整和运用，最终进入恬淡安静的状态（入静）。根据教学经验和实践，心理调节的内容主要表现为"意守"，意守是非强制性的注意力集中，特征在于轻松的专一，排出杂念，以防散乱，从而保持恬静、健康的心理状态。

（四）三调合一

三调合一是一种操作境界，是在习练健身气功过程中获得的主观感受，习练者可常用合并法和引申法达到三调合一。合并法是将三调内容逐次合并于一起操作的方法，一般要经历三调分离、三调协同、三调合一三个过程，其中三调协同是进入三调合一状态的关键环节。引申法是一种由点到面的操作方式，是以三调中任意一调的操作内容为核心，并将其操作至极致状态来达到三调合一。在三调合一的状态下，人的形体、动作、呼吸和心理得到自发的调节，形成了相互之间的调谐，或者说达到一种均衡状态。随着习练的深入，这种状态就会逐步稳定，人体内的各种不适会逐渐得到缓解甚至消失。

二、健身气功的特点

（一）养生功能

养生又称摄生、卫生、治未病，是健身气功的基本特点与核心。在 21 世纪医学模式转变的大背景下，医学的社会职能由以病人为中心、治病为目的，逐步发展到以健康为中心、保护和促进健康为目的，因此健身气功的养生功能与医学的时代发展正相契合。

人的身体素质如何、疾病发生与否，主要取决于人体机能的状况，人体机能状况又由生活状态、内外环境（内心、社会、自然）、先天遗传等因素影响。从一定意义上讲，健身气功通过导引形体、呼吸吐纳，改善人整体机能的运行状况，通过心理调节，改善精神、情绪等内在环境，通过涵养道德、平和心性、文化修习等改善生活方式，从而全面提升机能状态。从现代医学角度而言，健身气功锻炼时，强调放松机体、平衡呼吸、安静大脑，它可以直接作用于中枢神经及自主神经系统，缓冲不良情绪对大脑的刺激，降低大脑的应急性反应，从而维持人体内环境的相对稳定，达到"治其未生，治其未成，治其未发"的预防疾病目的。

（二）内向性运用意识

"内向性运用意识"是健身气功的重要特点。在锻炼过程中主动地内向运用意识，凝神静气，尽可能地专一心念，使神、气、形在每一式动作中相合，即内向性运用意识。

健身气功习练的整个过程，都要求意识内敛、精神内守，引导意识向内"收缩"，由多到一，使习练者进入安静和放松的练功状态中。在这种状态下，"神返身中气自回""血气能专于五脏而不外越""五脏能属于心而无乖"，心身系统整体的有序程度大大提高，不仅能促进健康，缓解、逆转功能状态退变，还有可能会导致稳态的跃迁，使身心整体状态达到新的境界和高度。

（三）内外结合

内外结合是健身气功习练的基本原则，也是区别于一般体育运动的重要特点。"内"，即内在意识、呼吸吐纳、经脉脏腑等；"外"，包括肢体躯干扭转屈伸、俯仰开合等。健身气功强调内向性的意识运动，是不脱离外在形体姿势、运动路线、运动规则的运动，是一种内外结合的运动。这一特点，既弥补了一般体育运动不重在心神、气息的锻炼缺陷，也弥补了古代倡静修、重心性而轻形体的锻炼缺陷，使健身气功更加符合时代特征和大众的现实需要。

（四）注重道德涵养

健身气功锻炼一直要求把道德涵养放在首位，讲究"心身并练""形神兼备""内外如一"，把与人为善作为锻炼养生的技术要素，认为德有多高、功就有多深；要求练习者首先要净化心灵、排除杂念，心胸开阔、宁静空寂。满足这些要求，才算把握到健身气功的精髓，具有超脱世俗纷争的心境，才能在练习中全神贯注、思想集中，从形体运动中影响气质，修德悟道，达到端庄品格操行、增强体质的效果。

1.3　健身气功的基础理论

一、整体观

整体观是对事物统一性和完整性的看法。健身气功锻炼之所以能够促进习练者身心健康，就是因为健身气功既重视身体内环境的统一性、完整性，又重视人与外界客观事物的和谐统一性，并将其贯穿在锻炼的全过程中。

（一）生命整体观：形、气、神合一

《淮南子·原道训》曰："夫形者，生之舍也；气者，生之充也；神者，生之制也。""形"，即人的身体，是人生命运动的物质基础，就像生命的房舍一样。有了"形"不一定有生命，刚去世的人，形体还在，但已没有了气息。《庄子·达生》曰："有生必先无离形，

形不离而生亡者有之矣。""气"，即呼吸、气血，是人生命存在的动力保证。《庄子·知北游》曰："人之生，气之聚也。聚则为生，散则为死。"气之聚散取决于人之"神"。"神"，即人的意识精神，是宰制生命的主人。《黄帝内经·灵枢·本神》曰："生之来谓之精，两精相搏谓之神。"人的肉体（形）和人的精神（神）在气的作用下形成一个有机整体，就是人之生命。

"心者，君主之官也，神明出焉"，"主不明则十二官危，使道闭塞而不遇，形乃大伤"（《黄帝内经·素问·灵兰秘典论》）。"形气神"三者在心神的主导下，各司其职。《淮南子·原道训》曰："将养其神，和弱其气，平夷其形，而与道浮沉俯仰。"养生之要旨，就在于根据三者不同特点兼顾而养护之。

（二）天人整体观

人是自然之子，与环境时时刻刻都在进行着物质、信息、能量交换，古人称为"天人合一"。"天"泛指客观事物，包括自然界及其变化规律和人类社会及其变化规律。天人整体观的基本内涵是强调人与自然、社会的和谐统一。古代养生家认为，人作为自然界的组成部分，作为社会成员之一，是自然和社会的依存者，必然受天地间自然变化和社会变革规律的影响和支配，因此提出"养生者必谨奉天时"的观念。《黄帝内经》记载了顺应天时的四季养生思想，如"春三月，此谓发陈。天地俱生，万物以荣，夜卧早起，广步于庭，被发缓形，以使志生，生而勿杀，予而勿夺，赏而勿罚，此春气之应，养生之道也。"天人整体观也体现在社会层面。为了维持社会整体的协调健康，古人把天地大道用于社会秩序的构建，即"礼"，后又由"礼"而"乐""法"。《礼记·乐礼》曰："礼者，天地之大序。"社会之"礼"就如人之生命之"履"，通过规范人之气息、情志、思虑、饮食、衣服、器物、建筑、居处、动静、待人、接物等各个方面，建立一个适合人生存的人间秩序。

二、阴阳学说

阴阳学说是阐述阴阳两方对立统一规律，并用以说明事物产生、发展、灭亡等变化根源和总规律的哲学理论，是古人认识宇宙万物的一种世界观和方法论。《黄帝内经·素问·阴阳应象大论》曰："阴阳者，天地之道也。万物之纲纪，变化之父母，生杀之本始。"阴阳学说主要阐述了阴阳具有对立、依存、消长和转化等特点。

阴阳学说认为，世界上任何事物都存在着相互对立的两个方面，如天地、水火、寒热等。两者的对立主要表现于相互斗争、制约。正是因为阴阳两方面相互对立，才使事物在相对稳定的动态平衡中不断发展变化。阴阳两方面还相互依存，即双方以对方的存在作为自己存在的条件，任何一方不能脱离另一方而单独存在。阴阳相互消长，即阴阳在对立和依存中构成了矛盾运动，双方数量以及之间的比例会不断变化。如四时之变化，从冬至春及夏，为"阴消阳长"的过程；由夏至秋及冬，为"阳消阴长"。有了阴阳消长的存在，才有四季变化。阴阳相互转化，即阴阳对立双方，在一定条件下向各自相反的方向转化。阴阳消长是阴阳转化的条件和阶段，而阴阳转化是阴阳消长的结果。"寒极生热，热极生寒""福祸相依，否极泰来"等都是转化的结果。

健身气功锻炼中对阴阳学说有诸多应用。在"调身"中，上下、左右、前后、俯仰、屈伸等姿势变化有阴阳之分。在"调息"中，吸气为阳，呼气为阴；存气闭气可以祛寒，呼出浊气可以清热；阳盛者宜意守呼气、延长呼气时间或呼气后略加停顿，阴盛则宜意守吸气。在"调心"中，意念活动有阴阳之分，凡思动、思火等是阳性意念，凡思静、思水等是阴性意念；阳盛者宜阴性意守，阴盛者宜阳性意守；凡要补阳、升阳则意念向上，可守印堂、百会等；凡要养阴、潜阳则意念向下，可守会阴、涌泉。

三、五行学说

五行学说是中国古代用金、木、水、火、土五类事物运行状态说明世界万物的形成及其相互关系的理论。五行学说认为事物并非孤立、静止地存在，而是具有相生、相克、相乘、相侮的关系，这些关系又是按照一定的方向和序列不断地使事物发生、发展和变化。相生，是一行对另一行有滋生、助长、促进的作用。五行相生的顺序是：木生火，火生土，土生金，金生水，水生木。其中，每一行都有"我生"和"生我"两个方面。相克，是一行对另外一行有阻碍、抑制的作用。五行相克的次序是：木克土，土克水，水克火，火克金，金克木。每一行也都有"克我"和"我克"两个方面。相乘，是以强凌弱或乘虚而袭之，是一行对另一行克制太过，超过正常的范围。相乘与相克的方向次序一致：木乘土，土乘水，水乘火，火乘金，金乘木。相侮，又叫反克，指五行中某一行盛衰超出正常范围而引其与五行相克方向相反的克制。如，木侮金，金侮火，火侮水，水侮土，土侮木。

五行学说在健身气功中有广泛的运用。首先，健身气功把人的生命活动表现出来的复杂现象，按照五行的特征进行分类。如，五脏按五行的特征取象比类——肝有疏泄功能，归属于木；心有温煦功能，归属于火；脾能运化生血，归属于土；肺清肃宣降，归属于金；肾主水藏精，归属于水——从而可以通过五行间生克乘侮的联系来阐释和探索五脏中各脏的变化及其相互关系。根据"有诸内者，必形诸外"的观察分析，健身气功不仅把对人体健康有影响的自然界的季节、气候、方位、味道、颜色以及生物的生死变化等现象归属于五行，还把人体脏腑、五官、形体、情志、声音等归属于五行。其次，健身气功根据五行关系进行养生实践。如，六字诀就是根据五行相生的次序进行的编排：嘘肝、牙音、属木→呵心、舌音、属火→呼脾、喉音、属土→呬肺、齿音、属金→吹肾、唇音、属水→嘻三焦、牙音、属木。

四、脏象学说

脏象学说是研究人体脏腑的生理功能、病理变化及其相互关系的学说。脏，指人体内部器官，包括五脏六腑和奇恒之腑，统称脏腑；象，指征象，是人体脏腑正常生理和发生病变时反应在外表的征象。

五脏，即心、肝、脾、肺、肾五个相互联系的功能系统，其共同的生理特点是化生和贮藏精气，又各有不同的生理功能、情志归属。六腑，胆、胃、小肠、大肠、膀胱、三焦等六个腔体，其共同的生理功能是，将食物腐熟消化，传化糟粕。奇恒之腑，即脑、髓、骨、脉、胆、女子胞，在功能上不是饮食消化排泄的通道，而是贮藏精气，与脏的功能特点类似。

健身气功锻炼离不开脏象学说的指导，其调身、调息、调心的指导思想和具体操作，都是通过协调脏腑功能达到调和阴阳的目的。脏象学说中，心为"君主之官，神明出焉"，故而"调心"也称"调神"。健身气功习练中通过意守、观想等方法，调节心理活动，使思想入静、机体放松、呼吸平稳，从而发挥心主血脉和主神志的作用。健身气功调息与肺、肾有密切关系。深、长、匀、细、停的调心训练，不仅使体内浊气排出体外，更使清气入内与水谷精微之气合成宗气，随肺营灌全身。呼吸之气和宗气等称后天之气，与肾先天之气合成真气。"肾主纳气"在调息中也发挥重要的作用。健身气功周身导引的调身动作，亦可以增强脏腑的功能。如，舒展的调身导引可以增强肝疏泄的功能，也可以增强脾的运化功能，从而濡养四肢肌肉。

五、经络学说

经络是经脉和络脉的总称，是运行全身气血、联络脏腑肢节、沟通上下内外的通路。经络学说是中医学的基本理论，也是健身气功的理论依据。

《黄帝内经·灵枢·经别》曰："经脉者，人之所以生，病之所以成，人之所以治，病之所以起。"中医学认为，经络是人体周身气血运行和输布的通道，是把人体各部分联结成统一整体的重要系统。经络系统保持通畅，人体的气血就得以正常运行，生命就得以正常活动；若经络系统出现异常，人体的机能活动就要发生障碍，产生疾病。

经络系统主要内容为十二正经、奇经八脉等。十二正经是手、足三阴经和手、足三阳经。十二正经中，每个经脉分别隶属于人体一个脏或一个腑，且左右对称分布于人体两侧。十二正经与奇经八脉及分支络脉在人体内纵横交错，里通脏腑，外达肢节，上通头，下达脚，把人体网络联成一个整体。奇经八脉是督脉、任脉、冲脉、带脉、阴跷脉、阳跷脉、阴维脉、阳维脉。奇经八脉虽与脏腑没有直接关系，但与十二经脉纵横交接，对十二经脉具有调节、疏通作用，其中任督二脉至关重要。中医学把任督二脉与十二正经合称为"十四经"。任督二脉循行于人体一前一后，前后相连，贯阳通阴，总督总调人体阴阳诸经、阴阳气血平衡。

健身气功学说认为，人体的气、血、津液等主要通过经络系统输布全身后，才能发挥其营养脏腑、抵御外邪、保卫机体的作用，经常有目的地适度活动经络，可以疏通经络、调节脏腑，达到强健机体、养生健康的目的。健身气功很多功法就是在经络学说指导下进行创编和习练的。如马王堆导引术十二式动作分别对应十二正经，其编排顺序也与十二经脉的循行流注相一致；"五禽戏"的"鹿奔"动作要求背部形成"竖弓"和"横弓"，其含义是通过脊柱后弯，内夹尾闾，后凸命门，打开大椎，疏通督脉经气，振奋全身阳气。

六、精气神学说

精气神学说，是中国传统整体生命观的一个具体呈现，是研究精气神与人体生命活动关系的学说，在健身气功中占有特殊理论地位。古语云："天有三宝日月星，地有三宝水火风，人有三宝精气神。"精气神学说认为：精气神，是构成生命活动的物质基础，是组成和维持人体生命活动的根本要素，三位一体，相互作用、相互促进、相互转化。

精是构成人体的基本物质，是人体各种机能活动的物质基础，是人体各种营养物质的总称。气是濡养人体的精微物质，是推动人类生命活动的根本动力，有先天气和后天气两种。神是人的思想意识活动和内在脏腑精气在外的表现，是在精、气的基础上产生的。神依赖气和形体的存在而体现其作用，整个机体从大脑到内脏，从五官七窍到经络、气血、精津，以及肢体活动，无不依赖神的作用而维持正常生命活动。

健身气功锻炼对精气神三者的相互滋生和转化有着明显的促进作用。注重俯仰屈伸、引体令柔的健身气功动作，对由"精"而化成之形体具有最为直接的作用。"意守"的方法部位不同，对精气神也具有不同的效果。如意守以脐为中心腹部丹田的锻炼，主要是加强对"神、气"的锻炼；意守命门、关元、会阴，重点是"炼精"。健身气功的各种呼吸吐纳方法是最为直接的"炼气"之法，排除杂念、凝神静气、恬淡虚无等伴随练功始终的原则，都有助于对"神"的调养。

1.4 健身气功的功能与作用

一、健身气功的功能

（一）平衡阴阳

阴阳平衡就是阴阳双方的消长转化保持协调，既不过分也不偏衰，呈现出一种协调的状态。阴阳平衡，则人健康、有神；阴阳失衡，人就会衰弱、患病。阴阳平衡是生命活力的根本保证。《黄帝内经·素问·生气通天论》曰："阴平阳秘，精神乃治，阴阳离决，精气乃绝。"阴阳平衡是健身气功功法编创的指导思想和原则，以身体练习为基本手段，从影响人体生命活动的内外环境所表现出的阴阳范畴着手，按照"补其不足，泻其有余"的原则，通过左右、上下、前后等对称均衡的肢体动作，调节机体的阴阳平衡，使之朝着阴气平顺、阳气固秘的"阴平阳秘"状态发展，达到培补元气、真气，滋阴壮阳，健康长寿的目的。"动静结合""外动内静"的健身气功练功要求利于达到阴阳平衡状态。最有"动"感的五禽戏功法，要求肢体之动，绝不是纯粹、盲目的动，而是合乎五种动物运动规律，心神专注于五禽神韵。健身气功的呼吸吐纳方法利于达到阴阳平衡。六字诀的发声的大与小、吐与纳、升降与开合处处体现着阴阳补泄关系。

（二）培补元气

先天元气，是人体最基本、最重要的气之一，是人体生命的原动力，敛藏于肾精之中，具有推动人体生长发育、温煦激发脏腑经络的功能。健身气功具有培补元气的功能，主要表现于以下几个方面。

第一，腰部的自我按摩。如八段锦的"两手攀足固肾腰"，十二段锦的"背摩精门"，六字诀的"吹字诀"，马王堆导引术的"引腰"，等等。

第二，刺激肾经之穴位。健身气功锻炼通过刺激足少阴肾经上的穴位达到滋阴补肾的作用，其中用到最多的穴位就是涌泉穴，如导引养生功十二法中的"纪昌贯虱""犀牛望月"等动作通过碾按涌泉穴以刺激肾经。

第三，旋腰俯身刺激腰脊。健身气功主要通过腰部绕矢状轴、冠状轴、垂直轴的运动由表及里地刺激腰肾部位，如五禽戏的"鹿抵"、易筋经的"掉尾势"、导引养生功十二法的"躬身掸靴"等。

第四，后凸命门松腰敛体。健身气功练习中尤其强调对命门的锻炼，如五禽戏的"鹿奔"、马王堆导引术的"引背"等动作。

（三）疏通经络

健身气功的编创以经络学说为理论指导，在疏通经络方面，主要体现于以下两方面。

第一，动作的屈伸开合多是根据经络的走向设计的。八段锦的"左右开弓似射雕"、六字诀的"呬字诀"、五禽戏的"鸟飞"等都是疏通肺经的动作。

第二，"意守"多用于经络中的重要穴位上。如"印堂""膻中""神阙""气海""涌泉"，健身气功要求将注意力集中于这些腧穴，既能有效帮助习练者调心入静，还可以调整疏通经络气血。

（四）调和脏腑

健身气功功法创编、锻炼都围绕着脏象学说展开，健身气功对调和脏腑的作用，主要体现在以下几个方面。

第一，创编功法时，动作强调以调和脏腑为目标。如六字诀、五禽戏、八段锦，每个动作对应一个脏腑，逐一锻炼调和。

第二，健身气功强调心肾的调和，例如提倡使用逆腹式呼吸就体现了心火下降、肾水上升的相互制约和促进，在调心时，"意守"下丹田、腰间、涌泉等也有调和肾脏的作用。

第三，健身气功的调息还注重对肺和肾的调和。《类证治裁·喘》曰："肺为气之主，肾为气之根，肺主出气，肾主纳气，阴阳相交，呼吸乃和。"这说明人体呼吸虽然以肺为主，然而还有赖于肾气的摄纳，然后才能保持正常的呼吸功能。

二、健身气功的作用

世界卫生组织提出的健康定义为："健康不仅是疾病或羸弱之消除，而且是躯体、精神与社会之完全健全状态。"健身气功在调心、调息、调身方面所产生的作用与世界卫生组织对健康的定义正相契合。

（一）生理健康方面

健身气功锻炼是一个运用心理的能动性影响生理功能的过程，通过三调所产生的生理作用，改善机体自我调节功能，增强神经体液系统的调节品质，增强自愈能力，达到强身健体的效果。

健身气功对生理健康的促进，主要体现在以下几个方面。

第一，对神经系统的良性影响。现有的健身气功功法既不是简单的反射性运动，也不是形式化运动，而是复杂的意向性运动，运动时要启动各级运动中枢和外周感受器，以促进神经体液的调节和整合。桩功、预备式等"静功"，可将身体保持在合适的姿势状态，放松肢体调整呼吸，可使大脑有序化入静，降低交感神经紧张性。

第二，对内分泌系统的良性作用。长期习练健身气功，可促使内分泌系统通过一系列适应性变化而产生应答性反应。长期习练八段锦能够改善衰老对性激素水平的影响，调节中老年人的新陈代谢过程，达到强身健体作用。

第三，对心血管系统的良性促进。习练健身气功时讲究三调合一，能使人体进入放松入静状态，使心率、心输出量和血压等得到调整。

第四，对呼吸系统的良性影响。健身气功的特殊呼吸方法和呼吸要求可以促进人体肺活量的提高，改善呼吸系统。

第五，对消化系统具有促进作用。习练健身气功时，在入静状态下交感神经紧张性降低，迷走神经紧张性相对提高。由于消化系统主要受迷走神经控制，因此习练健身气功可使胃肠蠕动频率加快，胃排空时间缩短，各种消化腺分泌的消化酶增加，肠鸣音增强，食欲增进，消化和吸收功能提高。

（二）心理健康方面

健身气功锻炼对心理健康具有良好的促进作用，具体体现在以下几个方面。

第一，促进提高注意力、想象力等认知能力水平。健身气功习练者长期进行意、气、形的锻炼，大脑得到了温和的刺激，使脑细胞供血充足且处于适度的兴奋状态，避免了用脑过度和过度兴奋所致的机能紊乱，增强了脑细胞活力。健身气功习练时的入静状态，有别于一般的清醒状态，也不同于一般的安静状态，而是一种心平气和、情绪安定、舒适惬意的练功状态，长期习练可以锻炼排除干扰的能力，从而提高注意力。在习练五禽戏时，要求习练者心中首先意想有五禽的神态，再进行动作练习，长期进行此类锻炼，能充分调动脑细胞活力，有效提高大脑想象力。

第二，促进改善情绪调节能力。人生活在社会中，总会不断体验到"喜怒忧思悲恐惊"等各种情绪状态。研究发现，情绪与健康有着非常密切的关系，良好的情绪状态有利于人的身心健康，激烈的情绪状态下身心之间会产生巨大张力，身体的各个系统，从呼吸、消化、循环到内分泌，从新陈代谢到肌肉组织都会发生一系列明显的变化，这种变化很容易诱发身体功能的失衡。健身气功通过"松静平和"练功状态既可以释放生活中的过激情绪，也可以慢慢提高应对情绪的能力。五禽戏之"戏"、攒拳怒目之"怒"、"平沙落雁"的美好境界、细匀深长的呼吸法等，都具有疏导和调控情绪的良好作用。

（三）社会和谐方面

健身气功通过内向性运用意识，以生命整体性认识为基础、调心为主导，提升身心整体功能状态，在培养习练者社会性方面具有天然的优势。

第一，健身气功习练者三调合一的练功追求，会不断提升习练者自我身心健康程度、和谐程度、修养境界。通过长期的习练内化，形成中正平和的气质、气度、人格。

第二，把通过健身气功修习的人格，应用于和他人、社会、自然的对话之中。通过日常生活中加强对心性的磨砺，不断巩固健身气功习练的成果，注重修心养性、以德为重、内守中和，恰如其分地处理好各种人际关系，进一步提升自我境界。

第二章
健身气功的锻炼要点

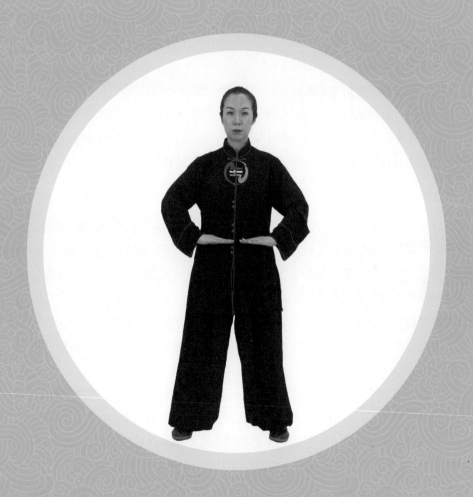

　　健身气功的锻炼原则是人们在不断摸索养生规律的过程中所积累的经验概括和总结，是人们参加功法锻炼的重要组成部分，对健身气功的功法实践具有引导作用。健身气功的学练方法是指人们在从事健身气功的功法学习和功法练习中所采用的途径和手段，对健身气功的功法实践具有指导作用。

2.1 健身气功的锻炼原则

一、松静自然

"松"是指形体的放松和内在精神的放松；"静"是指思想和情绪的安稳和平静，杂念的排除；"自然"是指自身运动的固有规律，"自"是指自身，"然"是指规律。

健身气功里的许多动作就是为了纠正日常生活习惯引起的形体动作的偏颇而设计的，在练功时感到身体的不自然，其实是为了达到更好的自然，使形体的运动回归于自然，进而促进身心的健康。

松静自然的实质是指"道法自然"，需要练功者在练功过程中仔细体会、深刻领会，才能逐步把握。具体来说，形体自然要合于法，既要一招一式力求准确规范，又不能强求，以舒适为度；呼吸自然是指呼吸的深、细、匀、长，不能强呼强吸；意念自然要"似守非守、绵绵若存"，过于用意会造成气滞血瘀，导致精神紧张。

二、动静相兼

动静相兼的实质是指"动"与"静"的有机结合。动有"内动"与"外动"，"内动"是指功法锻炼时体内气息的运动，"外动"是指功法锻炼时全身的运动。静也有"内静"与"外静"之分，"内静"是指功法锻炼时内在精神活动的内在宁静，"外静"是指功法锻炼时形体外部的相对静止。中医学认为，人体的气血运行不畅就要发生疾病，而要保持气血通畅就必须使其更好地运动。但是，动是基本的，动的作用必须在静的状态下才能更好地发挥。所以，静又是练功的前提，不能做到很好地静，就不能更好地发挥动的作用。

动和静的结合锻炼，要根据习练者的体质、精神状态和练功的不同阶段而灵活调整。有的人适合以动功为主，有的人适合以静功为主，就算是同一个习练者，在不同的练功阶段，有时应侧重于动功，有时应侧重于静功。其动功和静功的选择方式，一方面要靠老师的指导，另一方面要靠自身的体验，总之，只有把动静有机地结合起来进行功法练习，才能事半功倍、相得益彰。

三、练养相兼

"练"是指形体运动、呼吸调整与心理调节有机结合的锻炼过程；"养"是指通过调身、调息和调心的锻炼，练功者身体出现轻松舒适、呼吸柔和、心神宁静的静养状态。

练养相兼是指将练功和自我调养有机地结合起来。练功者要根据自己的具体情况，灵活掌握与合理搭配练和养，并从中摸索出适合自身的规律，真正做到"练中有养"和"养中有练"。特别是要在掌握正确功法技术的基础上，合理安排功法练习的时间、数量和练功的强度，合理处理好练与养的辩证关系，有效提高练功效果。

四、循序渐进、持之以恒

练功的目的是强身健体，而体魄强健是有过程的，任何事物的形成都要有一个过程，健身气功锻炼同样如此，既要坚持循序渐进，又要倡导持之以恒。

循序渐进是指在练功过程中不要有急功近利的思想，不要过急过猛，要根据自己的身体情况选择合适功法，量力而行，逐渐加大运动量和运动强度；持之以恒是指练功要持久，针对练功效果的形成过程，要有坚持不懈的坚强意志。

习练者要靠自己的决心和毅力，在端正练功目的的前提下，调整心理状态，坚持循序渐进和持之以恒的练功原则，将其贯穿习练健身气功的全过程，并以此进行意志磨炼。

2.2 健身气功的锻炼要领

一、调身为先，规范动作

所谓调身，是指练功者对基本身型和肌体运动进行调控，使之符合练功的要求。所谓"立如松，坐如钟，卧如弓，行如风"，以及屈伸俯仰、升降开合、转腰跑跳等，都属于调身的具体方法。

调身的具体要求为：用意识来引动形体，意识与形体相融合，来促使体内气血的流转；形体要松而不懈，动作要柔而不软，力求做到用意不用力，通体柔和，气血畅通；每一个姿势都要力求圆活，身体处处要有圆撑之意，有螺旋抽丝之意；动作要快慢适度，达到形断气不断、气断意不断的运动状态；腰为主宰，腰部放松的同时，以腰主导全身的运动；周身一体，在保持动作的整体性的同时，力求做到上下相随、手足一致，达到手与足合、肘与膝合、肩与胯合的要求；要注重呼吸的配合，遵循"动作外开上升为吸，内合下降为呼"的呼吸原则。

二、调息为重，动息结合

所谓调息，是指主动地、自觉地调整和控制呼吸的次数和深度，使之符合健身气功练功的要求和目的。古人说"一呼一吸为一息"，调息，不仅是指呼和吸的过程，还指一呼一吸之间的停顿。

调息的具体要求为：无论练习何种功法，都必须在松静的基础上进行调息；不能随意选择与自身水平不相符合的调息方法，也不能操之过急，追求不切实际的调息效果，更不可强求"深、细、匀、长"；调息不是单纯做呼吸运动，而是着眼于呼吸的气息出入及意念集中呼吸运动的节律，把自己的意念活动和呼吸运动或气息的出入紧密结合起来，进而激发体内真气的产生；调息时要"锁住喜鹊关"，喉头回缩，下颌贴胸，两腮微微下落，使得喉咙通气道变小，呼吸气流变细，身体的杂念也会慢慢地减少；要注意发音的口型，注意呼和吸的气息调整，发音的呼或吸的动作要严格注意发音的口型。

三、调心为主，形气意合

所谓调心，是指练功者在健身气功锻炼中，对自我的精神意识、思维活动进行调整和运用，以达到练功的要求和目的。古人说"练功要旨唯入静""静能生慧"，调心的根本就是"入静"，入静才能达到形气意合，才能起到强身健体和养生康复的作用。

调心的具体要求为：入静是通过练功实践得来的，通过功夫积累得来的，是在有意识的锻炼中、无意识的情况下出现的；初学者不可对入静要求过高，要求过高就会产生急躁情绪，反而难以入静；随着练功的深入，逐渐过渡到忽略外界的声音干扰，进而做到闻如不闻，身轻体松，呼吸绵绵，意念归一；入静状态并非每一次功法锻炼都能出现，有时偶尔出现，有时常常来临，有时又交替反复；入静要"避免过分追求"，过分追求本身就是一种意念活动、是一种兴奋状态，所以会影响入静的出现。

总之，调身是基础，调息是中介，调心主导调身和调息。每一种健身气功功法，每一次健身气功锻炼的过程，都是三者的有机结合与合理利用。

2.3 健身气功学练概述

一、学练特点

健身气功功法是以肢体运动为主要特点的导引养生术，该功法动作的首要特点就是势正招圆。功法动作看似横平竖直、柔和缓慢，但却方圆相应、松紧结合。功法动作熟练后，自然而然进入一种求松静、分虚实、讲刚柔、知内劲的状态，学习功法的过程就是先求动作方整、势正招圆，再求动作圆活，先体会柔和缓慢，再体会动静相兼。

健身气功的呼吸方法是以逆腹式为主，配合提肛呼吸，功法特点也表现为动息结合。具体表现为：吸气时提肛、收腹、膈肌上升，呼气时膈肌下降、松腹、松肛。与动作结合表现为：起吸呼落、开吸合呼、蓄吸发呼。动息结合时要顺其自然，在循序渐进中进入不调而自调的状态。

学练健身气功动作时意念不是守一，而是意想动作过程，做到以意引领。不同的习练阶段，其意念活动也是不一样的。初学阶段，意念活动主要集中在动作要点和动作规格上，动作要规范，路线要清楚；提高阶段，意念活动主要集中在动作的风格特点和呼吸配合上，要不断改进和提高动作质量；熟练阶段，意念活动随呼吸、动作的协调而越来越自然，做到形与神和、意与气合，做到功法自然流畅、从容自如。

二、学练方法

正确掌握看图、看书、看视频学习的方法，对培养自学能力和加深理解技术动作有着重要的意义。学习时要注意以下两个方面。

第一，对于图中、书中或视频中身体各部位的分解动作和运动路线，要详细阅读研究，按照图、文字、视频中的说明边看边做，对动作有一个完整的概念后，再不断重复练习。当一个动作熟练后，再进行分段和整套演练，还要按照动作要点反复体会动作，边学边巩固，这样才会收到良好效果。

第二，有的动作看图解或看视频学习可能较为困难，这时可以三人一组相互配合学练，一人说图解，一人做动作，一人根据文字或视频讲解进行检查。

2.4　健身气功的练功阶段

一、入门阶段，动作形似

入门阶段主要掌握健身气功功法的基本动作以及方向路线，建立技术动作的初步概念。初学者对动作缺乏控制能力，练习时往往顾此失彼，肌肉紧张僵硬，动作不协调，并会产生多余或遗漏的动作。因此，在这一阶段，不应对习练者的动作苛求规范标准，更不要强求动作细节及架势工整，否则会引起习练者的大脑疲劳，分散习练者对动作路线、方向的注意力，从而降低学习的兴奋性。例如初学八段锦要抓住动作的点、线、型三个要素，点是指动作的起止点，线是指动作的运行路线，型是指动作的动态和静态，这就是我们常说的"先求方，后求圆"。

二、掌握阶段，意气劲达

掌握阶段是在弄清动作方向、路线基础上，进一步做到动作架势准确与工整，并开始配合呼吸进行练习，逐步做到手、眼、身法、步法准确到位，动作细节和静止时架势工整圆活，并克服肌肉紧张僵硬和动作不协调，力求做到技术动作规范、动作舒展、轻缓柔和，逐步达到意气劲达。同时，在此阶段，要有意识地注意呼吸的调整，按照起吸落呼、开吸合呼、先吸后呼、蓄吸发呼的规律，不断去体会和运用与自身身体状况和动作变化相适应的呼吸方法。例如练习此阶段的八段锦，要做到以腰脊带动四肢，力求做到动作缓慢、圆活连贯、上下相随、节节贯穿。

三、提高阶段，形神俱妙

提高阶段是将已经掌握的整套功法技术融会贯通，逐渐将意识融入功法练习，逐步达到形神俱妙。此阶段着重强调动作的协调、完整以及动作转换的细节，要做到动作前后衔接紧密，全身各部位协调一致，注意动作转化的细节和自控能力，要准确掌握什么时候动、什么时候静、什么时候松、什么时候紧。充分理解功法技术的内涵和意境，体会形神兼备、内外合一的演练技巧，进而达到内外兼修、协调完整、刚柔相济、虚实分明的境界。例如练习此阶段的八段锦要做到积柔成刚、刚柔相济、松紧适度，做到用意不用力，达到动作运转自如，意念进入恬淡，呼吸形成自调，逐步进入三调合一境界。

第三章
基本功学练

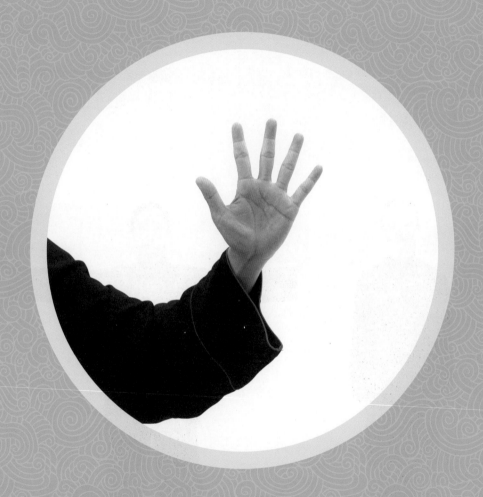

　　基本功练习是健身气功锻炼的根基。本章以图文并茂的形式介绍桩功、身法、呼吸、意念等练习方法及常用的手型、步型等，以帮助习练者打牢功法基础，更好地理解和掌握动作要领。

3.1　桩功练习

一、无极桩

　　两脚并步站立，两臂自然垂于体侧；提顶立项，下颌微收，舌须平放，齿唇轻闭；沉肩坠肘，腋下虚掩，胸部安舒，腰腹放松；目视前方。

二、推山桩

　　两脚开步站立，脚内侧与肩同宽，脚尖朝前；两臂侧摆至侧平举，两掌掌心向下，指尖向外，继而坐腕立掌，指尖上翘，掌心向外，呈自然掌，同时两掌用内劲分别向外推，并保持不松懈；目视前方。

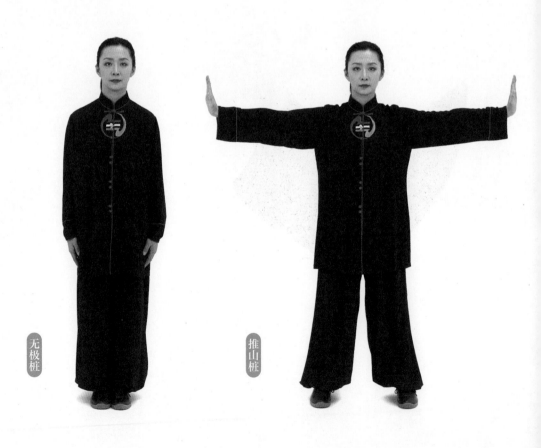

无极桩

推山桩

三、抱元（抱球）桩

两脚开步站立，脚内侧与肩同宽，脚尖朝前；两臂内旋摆至体侧约 45°，继而外旋，两掌向前环抱（高不过眉，低不过裆）。掌心朝内，指尖相对，间距 10~20 厘米；同时屈膝，垂直下坐，膝盖不超过脚背；目视前方或闭目。

此桩在不同功法中环抱高度略有不同，具体练习时参照功法教材。

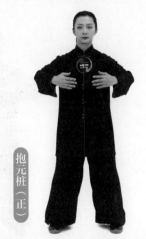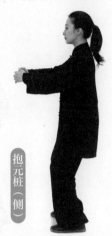

抱元桩（正）　抱元桩（侧）

四、降龙桩

两脚开步站立，与肩同宽。左脚向前迈出一大步，步距约为自身两个肩的宽度，脚尖外展，脚掌踏实，屈膝前弓，大腿高于水平面，膝与脚尖上下相对；右腿自然伸直，脚跟蹬地，脚尖稍内扣，全脚掌着地；身体前俯向左拧转，头部随身体拧转方向转动，目视右脚跟；右手内旋至掌心向斜前上方，略高于头，左手内旋下按至与环跳穴同高，约距身体 10 厘米。

此桩分左右两式，须换向操作；右式同左式，唯方向相反。

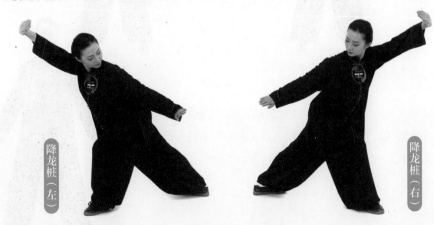

降龙桩（左）　降龙桩（右）

此桩法在不同功法中略有不同，具体在练习时参照功法教材。

五、升降桩

　　两脚开步站立，脚内侧与肩同宽，脚尖朝前；头正颈直，含胸拔背，沉肩坠肘，两臂自然垂于体侧，松腕舒指，中指腹轻贴裤线；目视前下方。屈肘，两掌十指相对，间距为 10~20 厘米，掌心向上，置于小腹前；目视前下方。两掌缓缓上托至胸前，约与两乳同高；目视前方。两掌向内旋转掌心向下，继而缓缓下按至小腹部；目视前下方。

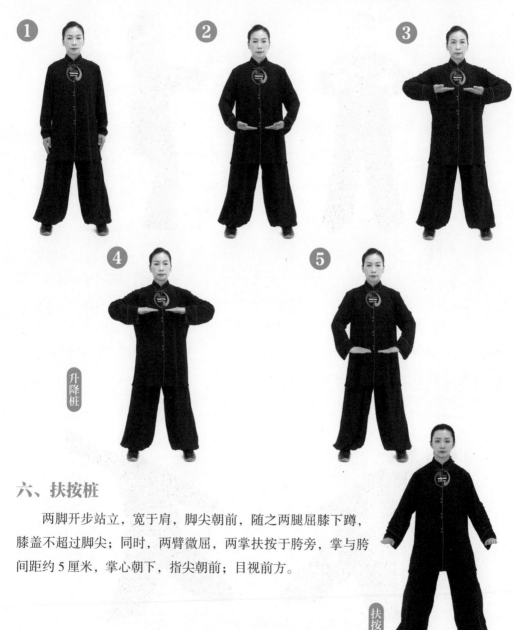

六、扶按桩

　　两脚开步站立，宽于肩，脚尖朝前，随之两腿屈膝下蹲，膝盖不超过脚尖；同时，两臂微屈，两掌扶按于胯旁，掌与胯间距约 5 厘米，掌心朝下，指尖朝前；目视前方。

3.2　身法练习

一、脊柱动作练习（摇转辘轳）

　　两脚开步站立，脚内侧与肩同宽，两臂自然垂于体侧。两手握空拳经体侧上提至胸部两侧，身体稍后仰，两膝微屈；目视前上方。两手继续向上、向前画弧，同时两腿伸直，身体前俯至水平，挺胸塌腰，两臂前伸；目视前方。随后两腿屈膝下蹲，收腹含胸；同时两手向下画弧至两膝外侧；目视前下方。伸膝、送髋、挺腹、后仰，同时两手握空拳经体侧上提至胸部两侧；目视前方。

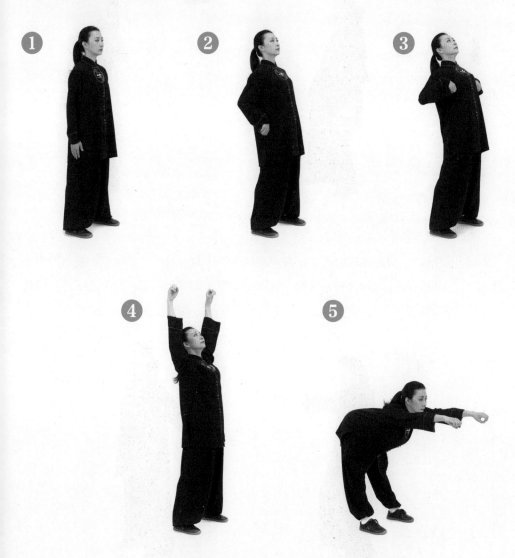

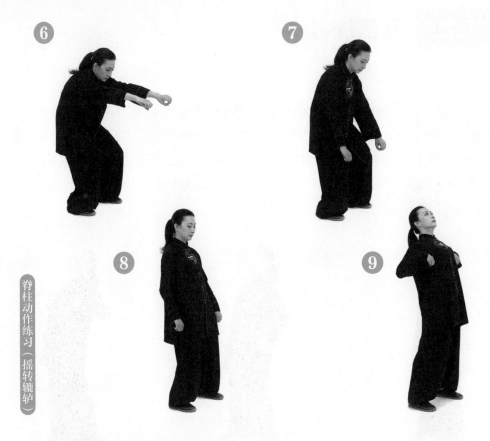

二、含胸扩胸练习（躯干开合）

两脚开步站立，脚内侧与肩同宽，两臂自然垂于体侧。两臂弧形前摆，高与肩平，手背相对，手指前伸；同时含胸、拱背、收腹、敛臀、提肛、屈膝；目视前下方。两臂体前下落并向侧后方摆起，掌心向上；同时展肩、扩胸、塌腰、撅臀，两腿伸直；目视前上方。

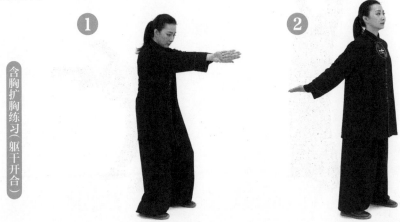

含胸扩胸练习（躯干开合）

3.3 上下肢练习

一、手型

（一）握固拳

拇指抵掐无名指根节内侧，其余四指屈拢收握。

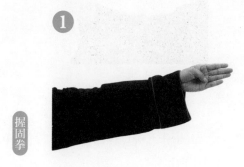

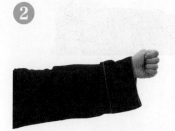

握固拳

（二）自然掌

五指自然伸直。稍分开，掌心微含。

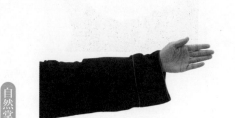

自然掌

（三）捧掌

两掌小指端相靠，十指并拢，掌心内凹，如捧物状。

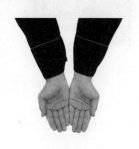

捧掌

（四）柳叶掌

五指伸直并拢，掌指自然。

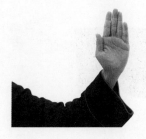

柳叶掌

（五）荷叶掌

五指伸直张开。

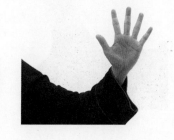

荷叶掌

（六）八字掌

拇指与食指竖直分开成八字形，其余三指的第一、二指节屈收。指尖见缝，大小鱼际稍向内收，掌心微含。

①

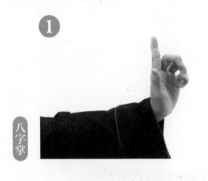

八字掌

②

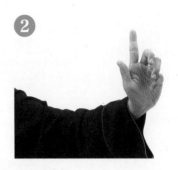

（七）猿钩

五指指腹捏拢屈腕。

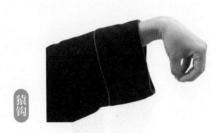

猿钩

（八）虎爪

五指张开虎口撑圆，第一、二指节弯曲内扣。

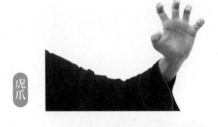

虎爪

（九）龙爪

易筋经中的龙爪：五指伸直，中指竖起，拇指和小指相应水平内收，食指与无名指相应水平内收。

八段锦中的龙爪：五指并拢，拇指第一指节和其余四指的第一、二指节屈收扣紧，掌心张开。

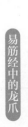

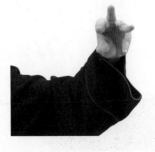

易筋经中的龙爪

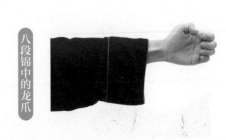

八段锦中的龙爪

（十）鹿角

拇指伸直外张，食指、小指伸直，中指、无名指弯曲内扣。

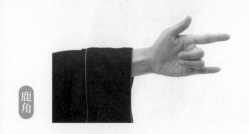

（十一）熊掌

拇指压在食指指端上，其余四指并拢弯曲，虎口撑圆。

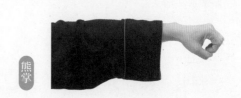

（十二）鸟翅

五指伸直，拇指食指小指向上翘起，无名指中指并拢向下。

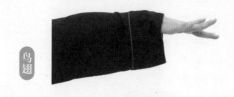

二、步型

（一）弓步

两腿前后分开一大步，横向之间保持一定宽度，前腿屈膝前弓，脚尖微内扣，后腿自然伸直，脚跟蹬地，脚尖稍外撇，全脚掌着地。

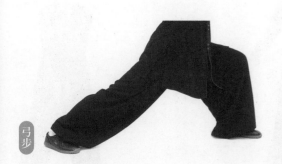

（二）马步

开步站立，两脚间距约为本人脚长的三倍，脚尖朝前，两腿屈膝半蹲，大腿略高于水平，膝盖不超过脚尖，上体保持中正。

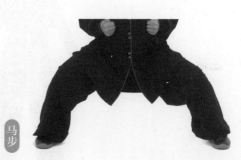

（三）丁步

两脚左右分开，间距约肩宽 1/2。两腿屈膝下蹲，一腿脚跟提起，前脚掌着地，虚点地面置于另一腿脚弓附近，另一腿全脚掌着地，踏实。

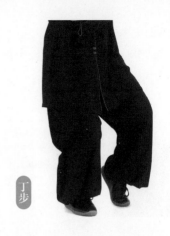

丁步

三、上肢动作练习

（一）活肩

两脚开步站立，两臂自然下垂，随即两肩上提，耸肩缩项，收腹提肛，配合吸气。两肩放松下落，屈膝下坐，配合呼气。两肩向后，展肩扩胸，配合吸气。两肩向前，含胸合肩，配合呼气。

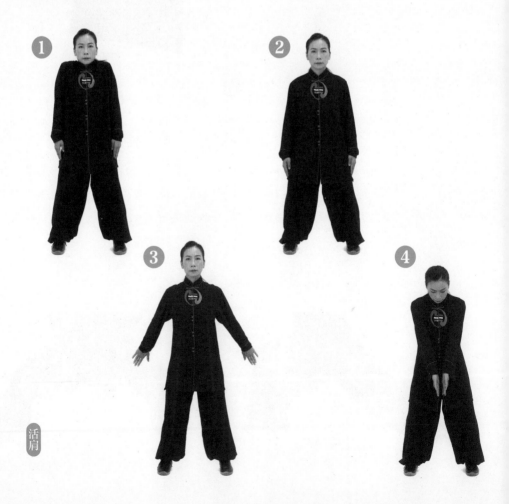

活肩

（二）运臂

两脚开步站立，脚内侧与肩同宽，两臂垂于体侧，舌抵上腭，全身放松。两臂微外旋于体前举起，向前、向上至头顶上方，手心向后。两臂内旋转掌，经两侧画弧垂于体侧，目视前方。两臂外旋伸直，经体侧举至头顶上方，手心相对。两臂内旋，向前、向下画弧落至体侧。目视前方，两臂上举时配合吸气，下落时配合呼气。

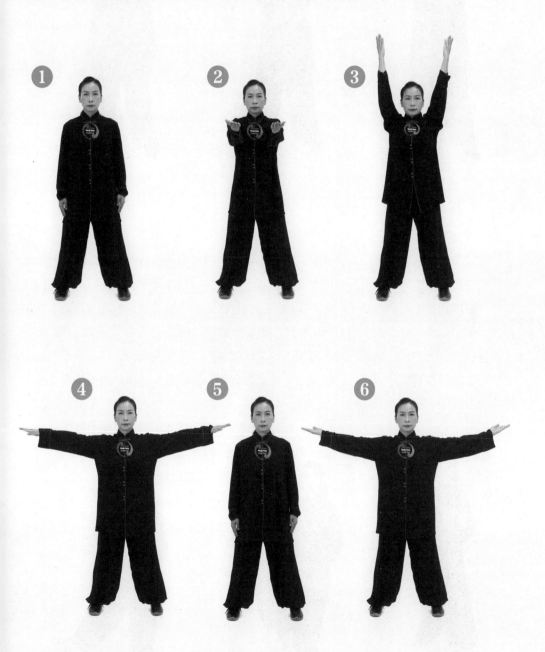

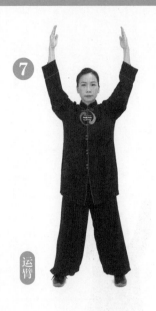

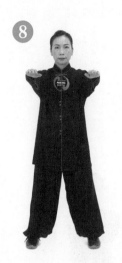

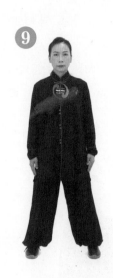

运臂

四、下肢动作练习

（一）前进步

两脚开步站立，与肩同宽，两手在背后相握，手背向内。两腿微屈，重心由两腿之间移至右腿，左脚由后跟至前掌依次提起，收于右脚旁，重心落于右腿，随即左脚向前迈出，后跟先着地，成左虚步，左脚掌由后向前依次着地，脚尖向前，左腿屈膝，右腿伸直，成左弓步。重心后坐于右腿，左脚尖翘起外撇约 30°，再重心前移，左脚踏实，左腿屈膝，右腿伸直，随即右脚由后跟至前掌依次提起，收于左腿旁，重心落于左腿，身体微右转，右脚向前迈出，后跟先着地，成右虚步，然后右脚掌由后向前依次着地，脚尖向前，右腿屈膝，左腿伸直，成右弓步。最后，两脚平行站立，与肩同宽，目视前方。

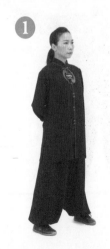

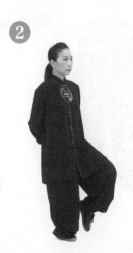

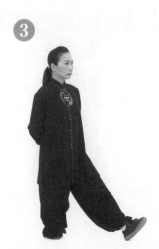

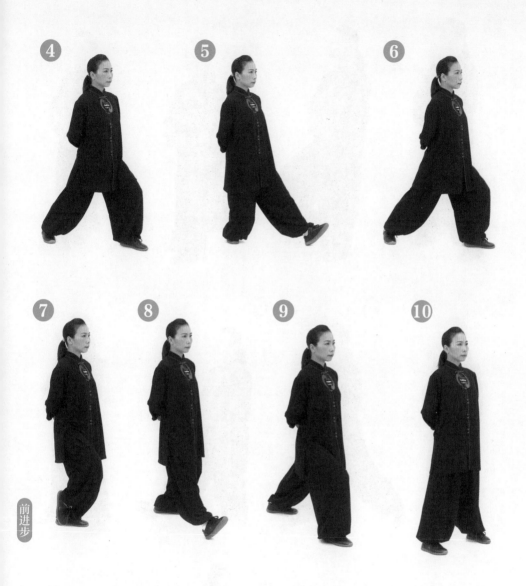

前进步

（二）后退步

两脚开步站立，与肩同宽，两手虎口交叉于腹前叠握，手心向内。两腿微屈，左脚由后跟至前掌依次提起，收于右脚旁，重心落于右腿，随即向左后方伸出，脚尖先着地，再重心后移，全脚掌着地，屈膝下蹲，右脚前掌上翘，脚跟着地，成右虚步。右脚提起，收于左脚旁，重心落于左腿，随即右脚向右后方伸出，脚尖先着地，再重心后移，全脚掌着地，屈膝下蹲，左脚前掌翘起，脚跟着地，成左虚步。最后，两脚平行站立，与肩同宽，目视前方。

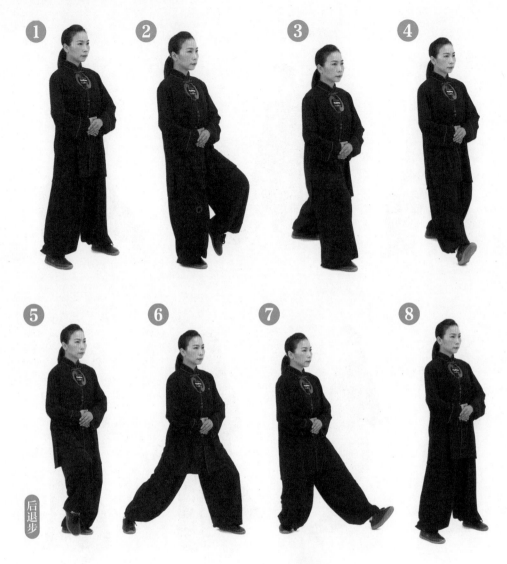

（三）后举腿平衡

一腿直立站稳，另一腿伸直向
体后举起，脚面绷直，脚尖向下，
挺胸塌腰。

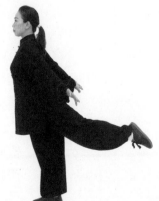

3.4   呼吸练习

呼吸是指机体与外界环境之间气体交换的过程。

一、自然呼吸

自然呼吸是指不改变自己正常的呼吸方式，不加意念支配，顺其自然地呼吸。这种呼吸方式不是专指某一种具体的呼吸形式，而是泛指所有在没有任何人为因素干扰下的自在呼吸。

二、顺腹式呼吸

顺腹式呼吸在生理学上也称为等容呼吸。吸气时，腹肌放松，横膈肌随之下降，小腹逐渐隆起；呼气时，腹肌收缩，小幅回收或稍内缩，横膈肌也随之上升还原。这种呼吸不仅可以加大肺的换气量，而且能对腹腔内脏起到按摩作用。

三、逆腹式呼吸

逆腹式呼吸在生理学上也称为变容呼吸。吸气时，腹肌收缩，小腹回收或稍内缩，横膈肌随之收缩下降，使腹腔容积变小；呼气时，腹肌放松，小腹隆起，横膈肌上升还原，使腹腔容积变大。逆腹式呼吸对内脏器官的影响很大，有类似按摩或运动内脏的作用，尤其对于改善肠胃功能有较大的帮助。

四、发音呼吸

发音呼吸是指练功中把发音与呼吸配合起来的呼吸方式。如三盘落地势下蹲时发"嗨"音，即是在吐气的同时配合发音进行练功。

五、提肛呼吸

在吸气时有意识地收提肛门及会阴部肌肉，呼气时放松肛门及会阴部肌肉。

六、停闭呼吸

停闭呼吸是指在吸、呼气之间或之后停止片刻，然后再呼或吸的方法。一次停闭呼吸一般不宜超过两秒钟，其作用主要是加大动作对脏腑、关节、肌肉等的刺激强度。

3.5　意念练习

意念，即意识，包含显意识和潜意识，是人脑思维活动形成的一种精神状态。健身气功的意念运用多种多样，应根据不同的姿势要求、自身的技术水平及练功阶段合理选择，常采用以下几种意念方法。

一、意念动作过程

在练功过程中意想动作规格是否正确、技术方法是否准确清晰、练功要领是否合乎要求，既可系住念头、集中意念，也有利于正确地掌握功法技术，还可将意念与形体动作相结合，逐步做到形神合一。

二、意念呼吸

意念呼吸是指练功中有意识地注意呼吸的一种方法。把意念与呼吸相结合，细心体会内在气息的调整，具有促进人体气机的升降开合作用和强化真气的生发作用。

三、意念身体部位

意念身体部位是指意念身体重点部位和穴位。根据功法范式的功理与作用，可选择不同的部位或穴位。

四、存想法

存想法是指在放松、入静的条件下，运用自我暗示进行设想，以集中意念的一种练功方法。存想法是以含蓄、间接的暗示方式对人的心理产生影响，再由心理影响生理，达到养生保健的目的。

五、默念字句法

默念每一式的动作名称。心念口诀，不出声，要意发于心，察之于体，使身心渐入佳境。

第四章
健身气功·易筋经

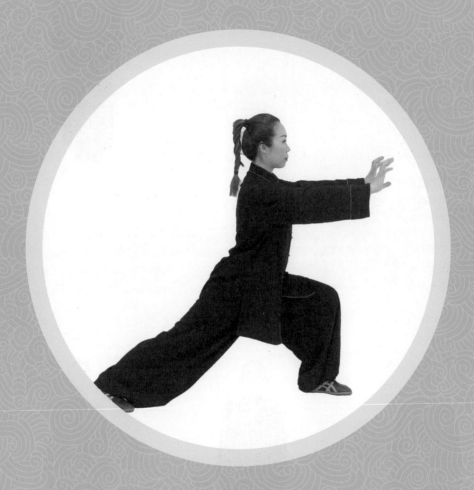

习练易筋经应达到以下要求：（1）动作舒展，抻筋拔骨；（2）柔和匀称，协调美观；（3）注重脊柱的旋转屈伸；（4）刚柔相济，虚实相兼。

扫码看视频

4.1　预备势

　　并步站立，两臂垂于体侧，下颌微收，头正领直，
齿唇轻闭，舌抵上腭，松肩空腋，松腕舒指；周身放松，
目视前方。

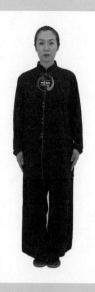

4.2　第一式　韦驮献杵第一势

　　左脚侧开半步，与肩同宽，两肩微上提、后转、下沉，两臂顺势抬至与肩同高，掌
心相对，指尖向前，目视前方；松肩屈肘，合掌于胸前，掌根与膻中穴同高，松肩虚腋，
目视前下方。

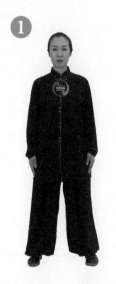

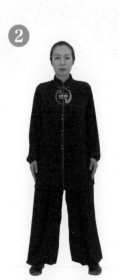

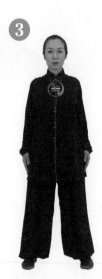

❹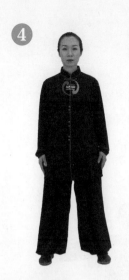

❺

❻

4.3 第二式 韦驮献杵第二势

❶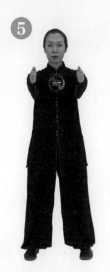

❷

　　两肘上抬，胸前平屈，两掌伸平，指尖相对，掌心向下，两掌前伸至平举，掌心向下，指尖向前，目视前方，两臂左右平开成侧平举，五指并拢、中指引领、坐腕立掌，两脚掌内侧支撑，脚掌微外翻；目视前下方。

❸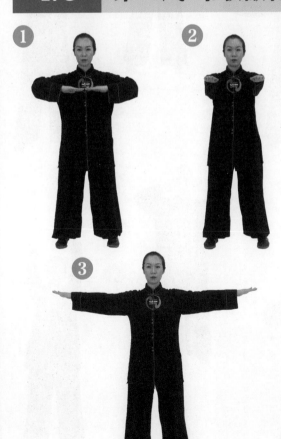

❹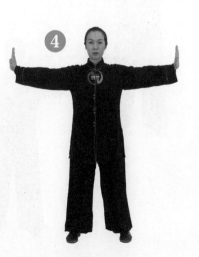

4.4 第三式 韦驮献杵第三势

松腕挑肘，两臂平伸至侧平举，掌心向下，两臂平收至前平举后屈臂平屈至胸前，指尖相对，旋臂翻掌至耳垂下方，虎口相对，掌心向上，两肘外展，约与肩平，目视前方；然后缓缓提踵，两掌上托至头顶上方，掌心向上，指尖相对；松肩伸肘，微收下颌，舌抵上腭，轻咬牙关；目视前下方。

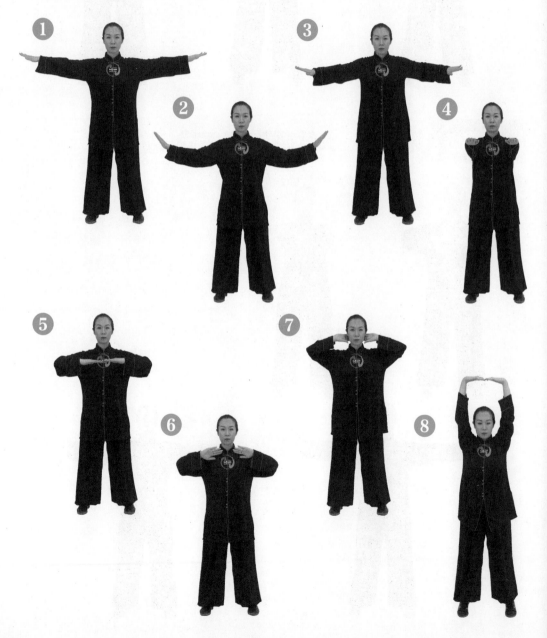

4.5   第四式 摘星换斗势

　　两手握拳，两拳带臂下落至侧上方后变掌，掌心斜向下，同时两脚落实，目视前下方；然后身体左转，坐胯敛臀，两膝微屈，两脚平行，重心在两腿之间；右掌下摆至左髋关节外侧"摘星"；左掌摆至体后腰部，左掌背外劳宫穴轻贴命门；目视右掌；两膝伸直，身体转正，以腰带臂，右掌上摆至头顶右上方"换斗"，松腕，微屈肘，掌心斜向下，掌指朝左，中指尖垂直于肩髃穴；左手保持不变，目视掌心。然后两臂伸展成侧平举，掌心向下，指尖朝外，目视前方。

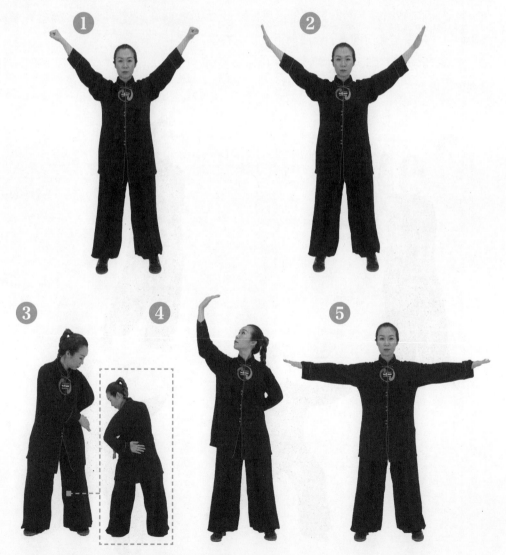

右式与左式动作、次数相同，唯方向相反。

4.6 第五式 倒拽九牛尾势

重心左移，以右脚跟为轴身体右转45°，然后重心移至右腿，撤左脚成右弓步，同时左手下摆至身后，与命门同高，掌心斜向上，右手上摆至前上方，稍高于肩，掌心斜向上；然后两掌从小指到拇指依次屈拢握拳，拳心向上，目视右拳。

右脚后蹬，重心后移，屈膝成四六步，同时躯干右转，以腰带肩，以肩带臂，两臂屈肘，前拽后拉，右拳外旋、拽至右肩前，拳心朝向体内，上臂与前臂约成60°，左拳后拉至腰间与命门同高、相距约10厘米，拳心朝外，目视右拳。

重心前移，成右弓步；以腰带肩，以肩带臂，两臂放松回旋，自然伸直，右拳稍高于肩，拳眼向上，左拳与命门同高，拳眼向下，目视右拳。

重心后移，扣右脚，收左脚至右脚内侧，脚尖向左斜前方，双拳变掌，两臂垂于体侧，目视前下方。

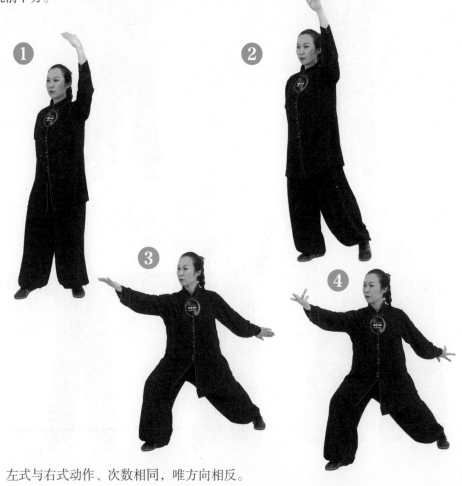

左式与右式动作、次数相同，唯方向相反。

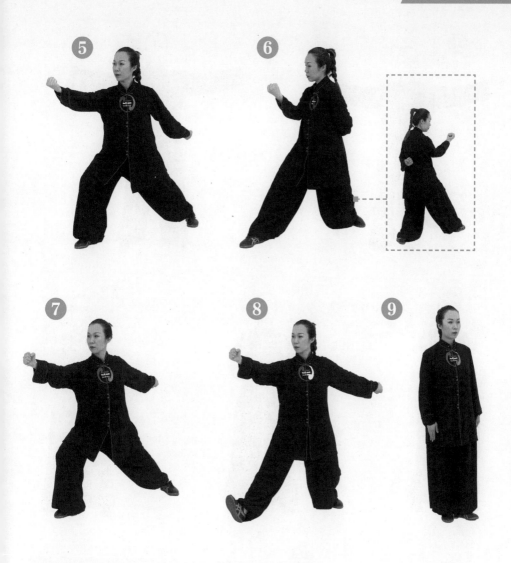

4.7　第六式　出爪亮翅势

　　重心后移、扣左脚，重心前移、上右脚，两脚平行约与肩同宽，双拳变掌摆至侧平举，掌心向前；然后两臂平收至前平举，屈肘内收，两掌立于云门穴前，掌心相对，指尖向上，目视前下方；展肩扩胸，然后松肩推掌至掌心向前，五指分开成荷叶掌，脚趾抓地，瞪目前视。

　　松腕，舒指并拢，转掌心向下，指尖向前，屈肘收臂立于云门穴前；目视前下方。

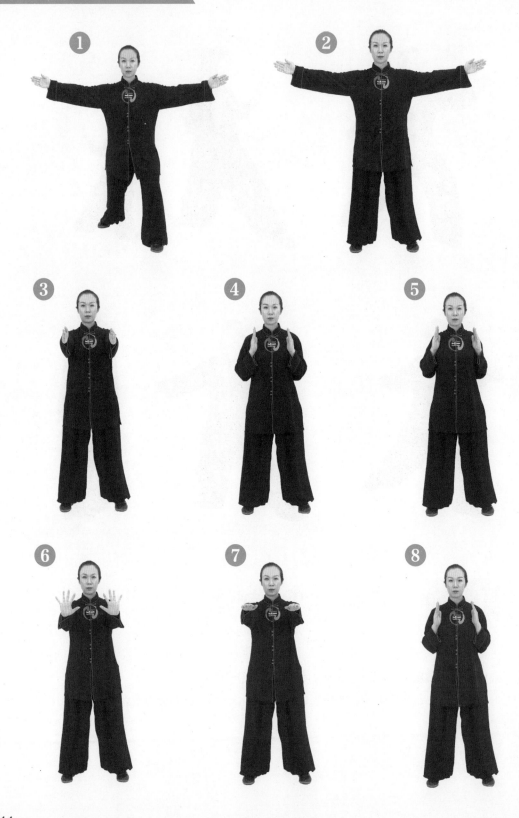

4.8 第七式 九鬼拔马刀势

躯干右转，两手顺势变为左上右下，右手与大包穴同高、左手与云门穴同高，掌心斜相对，目视右下方；右手内收经右腋下向斜下方后伸，掌心斜向上，左手由右胸前向斜上方前伸，掌心斜向下；以腰带臂，左臂下摆、右臂上摆至侧平举，掌心朝下，指尖朝外；目视前方。

躯干继续左转，右手斜上举由前向左绕头半周后掌贴于左耳，劳宫穴对耳门，前臂内侧贴于后脑玉枕穴，左手经体侧下摆至腰间命门，屈肘，手背贴命门，掌心向后，指尖向上；摆臂时目随右手，定势后目视左下方，两脚保持不动；头右转，右掌摩耳，至中指按压耳郭，手掌扶按玉枕穴，展臂扩胸，两肘展至左右两侧；目视右肘尖方向；两脚不动，屈膝正对前方，收腹敛臀，上体左转，向左转头，两臂内收，含胸、转腰；左手指尖向上，沿脊柱上推；目光经左脚转看右脚跟方向。身体转正，目视前方，左上右下摆臂至侧平举，掌心向下，指尖向外；目视前下方。

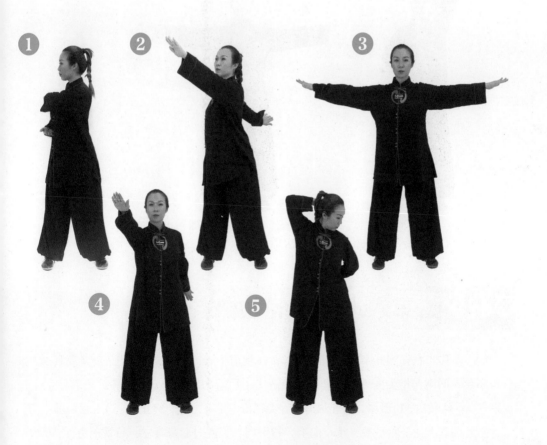

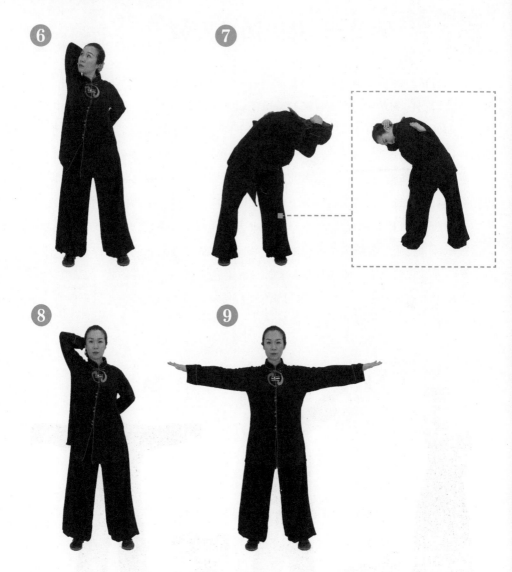

左式与右式动作、次数相同，唯方向相反。

4.9 第八式 三盘落地势

重心左移，右脚侧开半步，两脚平行，目视前下方；屈膝微蹲，沉肩、坠肘，按掌至与环跳穴同高，指尖向外，口吐"嗨"音（上唇着力压龈交穴，下唇放松，不着力于承浆穴，音从喉出，口微张，音吐尽时，舌尖轻抵上下牙之间，终止吐音），目视前下方。

然后翻掌上托至侧平举，掌心向上，指尖向外，同时起身直立；目视前方。

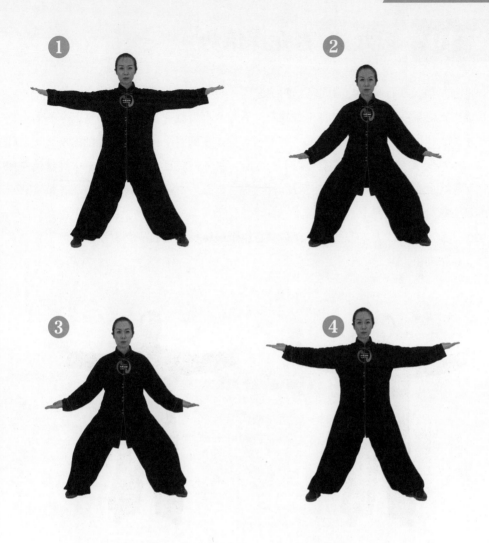

可重复 3 次，其中第二次重复时可半蹲；第三次重复时可全蹲。

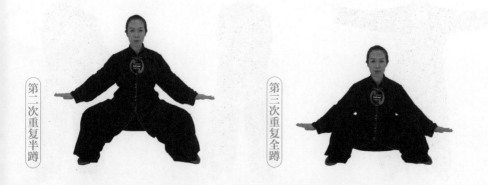

第二次重复半蹲

第三次重复全蹲

4.10 第九式 青龙探爪势

　　重心左移，收右脚至与肩同宽，两手握固，收于腰间，拳轮贴章门穴，拳心向上，目视前方；右拳变掌，掌心向前、引臂向斜下方伸直后旋臂上托至侧平举，掌心向上，目随手动；屈肘、屈腕，掌变龙爪，经下颌向身体左侧水平探出；躯干随之左转，目随手动；右爪变掌收至左肩前，掌心向下，同时，身体回转至左斜前方，右手经身体左侧下按至左踝处，掌心向下，指尖向后；目视右掌；躯干由左前屈转至右前屈，带动右掌画弧至右踝处，掌心向下，指尖向前。右臂外旋至右掌指尖向后、掌心向下，此时头部与尾椎在前后正中线上，握固，目视右拳；躯干缓缓抬起至直立，右拳经体侧上提至章门穴，目视前下方。

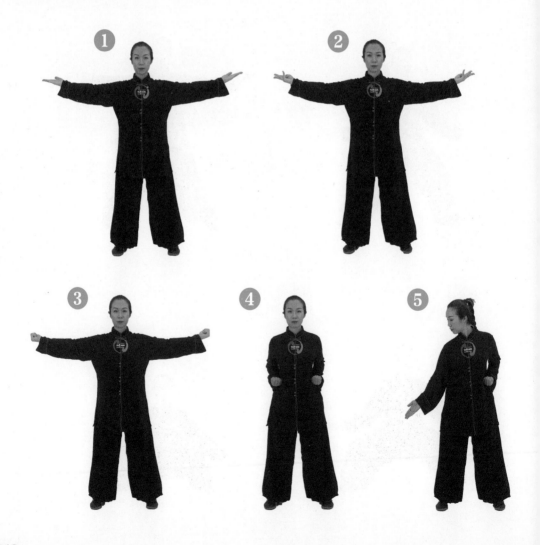

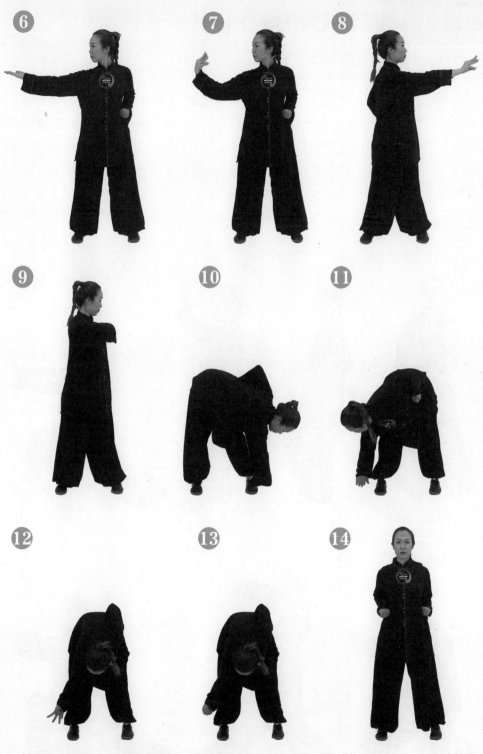

右式与左式动作、次数相同，唯方向相反。

4.11 第十式 卧虎扑食势

重心左移，扣右脚后重心右移，收左脚成左丁步，身体左转至左侧，两手握固收于腰间，目随体转；两拳经胸前上提高过头后两臂内旋，两拳变爪，迈左脚成左弓步，两手向前、向下扑至前平举，爪心向前：目视前方；骶、腰、胸逐节屈伸蠕动，重心随之前后适度移动；两手随躯干绕环一周；上体下俯，十指着地；后腿屈膝触地，脚趾着地，前脚跟稍抬起，塌腰、挺胸、抬头、瞪目，动作稍停；下颌内收，左脚跟着地，起身，两手外旋握固收于腰间，拳心向上；重心后移扣左脚，重心左移收右脚至成右丁步；目视前方。

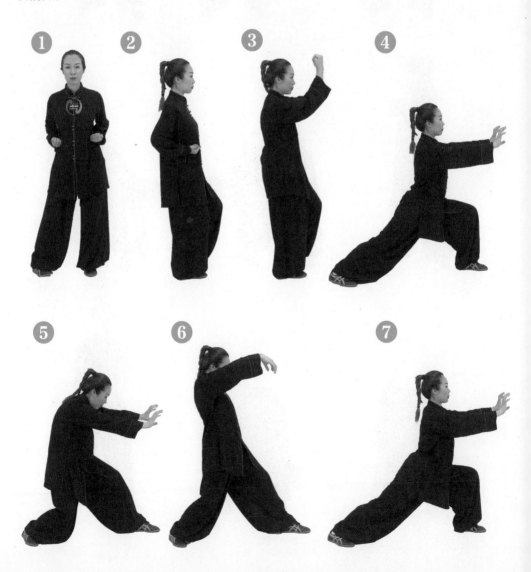

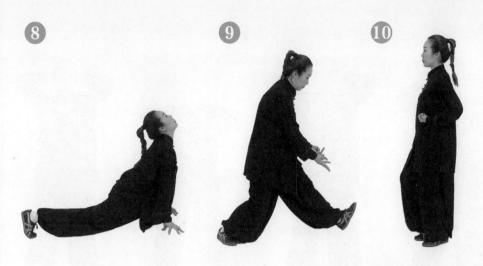

右式与左式动作、次数相同，唯方向相反。

最后，身体转正，收脚至与肩同宽，两臂侧平举，掌心向前，目视前方。

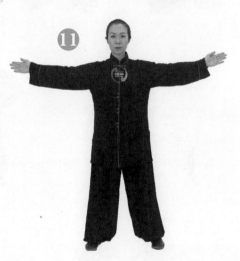

4.12 第十一式 打躬势

屈肘掩耳，十指扶按枕部，指尖相对，食指弹拨中指击打后脑3或7次，目视前下方；两腿伸直，身体前俯，由头经颈椎、胸椎、腰椎、骶椎，逐节缓缓牵引前屈，目视脚尖；上体缓慢抬起，由骶椎至腰椎、胸椎、颈椎、头，由下而上依次缓缓逐节伸直，两掌掩耳，十指扶按枕部，指尖相对，目视前下方。

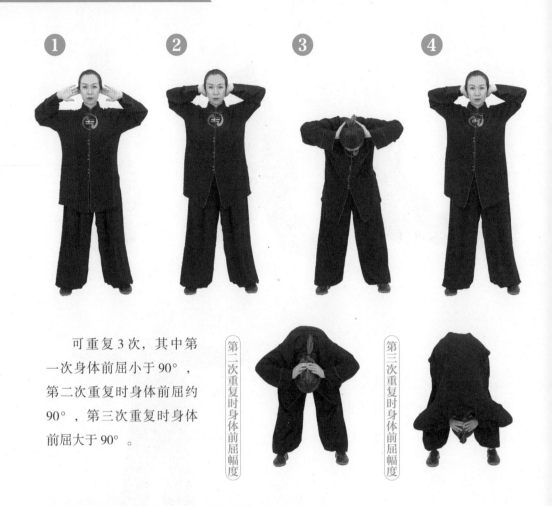

可重复 3 次，其中第一次身体前屈小于 90°，第二次重复时身体前屈约 90°，第三次重复时身体前屈大于 90°。

第二次重复时身体前屈幅度

第三次重复时身体前屈幅度

4.13　第十二式　掉尾势

拔耳；两臂前伸与肩同高、掌心相对、指尖向前，十指交叉，掌心向内，屈肘内收、两臂内旋，转掌心向前、两臂平伸，目视前方；屈肘内收，转掌下按，身体前屈、塌腰、抬头；目视前上方；重心保持不变，头向左后转，同时，臀部向左前摆动，目视尾闾方向，放松还原；目视前上方；头向右后转，同时，臀部向右前摆动，目视尾闾方向，放松还原；目视前上方。

两手松开，两膝微屈；上体缓慢抬起，两臂外旋上抬、转掌心向上至侧平举。

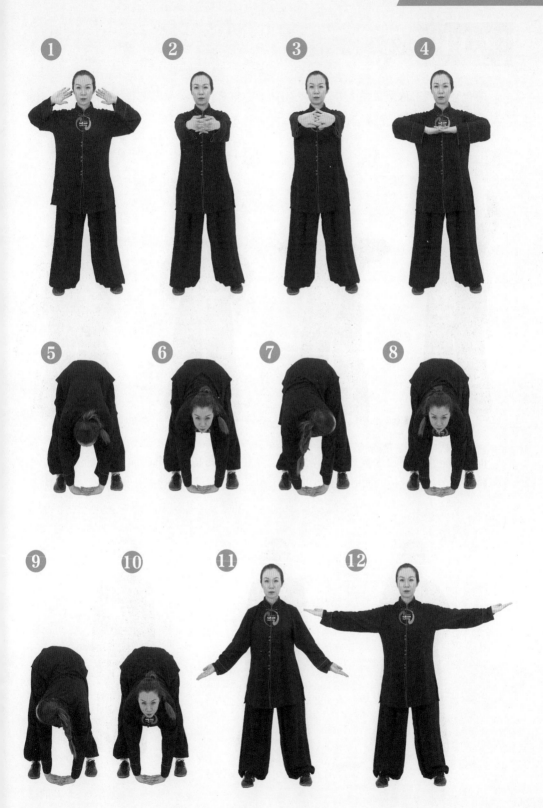

4.14 收势

　　两臂经体侧上抱至头顶上方，掌心斜向下，斜对百会穴；目视前方；两掌经体前缓慢下按至小腹前分开，两臂垂于体侧；目视前下方。

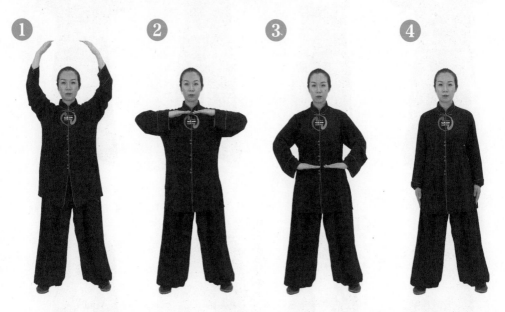

　　可重复 3 次。第三次重复时，两掌按至与膻中穴同高，转掌心向内，缓慢向下，引气至腹部丹田部位稍停；两臂放松还原，自然垂于体侧，收左脚成并步站立；目视前方。

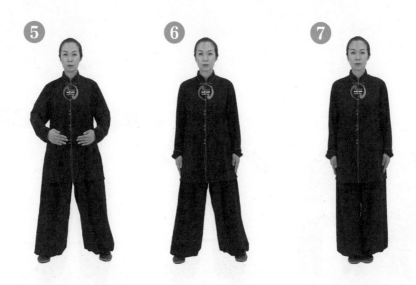

第五章
健身气功·五禽戏

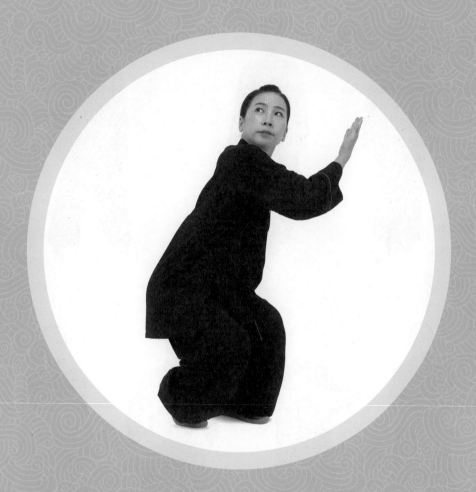

习练五禽戏应达到以下要求：（1）仿生导引，象形取意；（2）引挽腰体，动诸关节；（3）外引内导，形松意充；（4）动静结合，练养相兼。

扫码看视频

5.1 预备势：起势调息

　　并步站立，目视前方，双手自然垂于体侧。两脚分开，与肩同宽，掌心向上举至胸前，再下按至腹前，后垂于体侧。

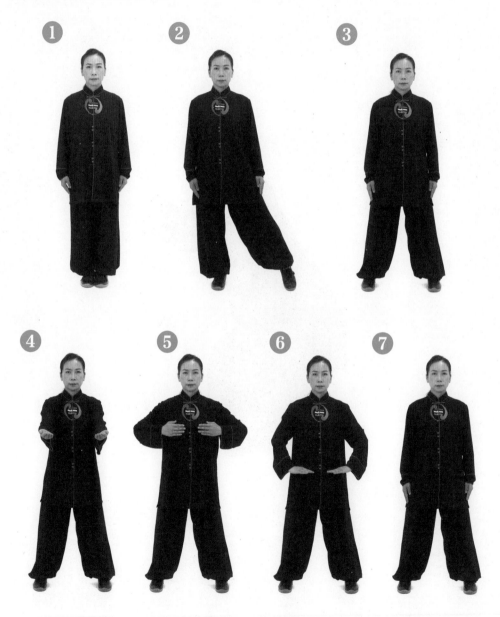

5.2　第一戏 虎戏

虎举

　　两手掌心向下，十指撑开，弯曲成虎爪状。配合吸气握拳沿体前上提，至肩前时，十指撑开，举至头上方后十指弯曲成虎爪状，然后两手外旋握拳，拳心相对，呼气时两拳下拉至肩前变掌下按至腹前，十指撑开，掌心向下；目随手走。最后两手垂于体侧；目视前方。

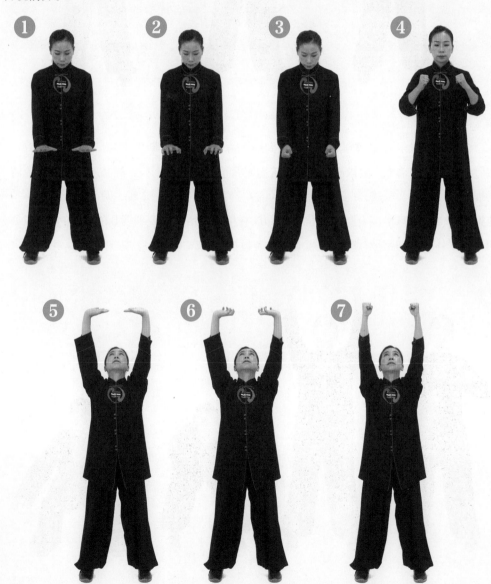

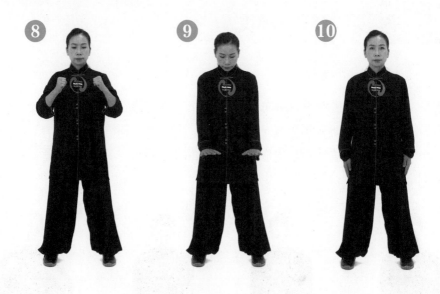

虎扑

　　两手握空拳沿身体两侧提至胸前后向前上方画弧伸出，拳变虎爪，然后上身前俯、塌腰挺胸、目视前方，要求臀部后引，充分伸展脊柱。画弧回收，屈膝下蹲、含胸收腹、手握空拳，伸膝、送髋、挺腹、后仰，同时左脚上前一步成左虚步，两手配合上提下按，快速深呼气变虎爪下按至膝前；目视前下方。脊柱要经历由折叠到展开的蠕动。左脚收回，两手垂于体侧，两脚平行站立，与肩同宽，目视前方。

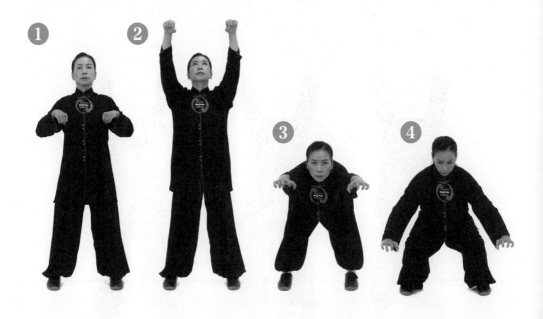

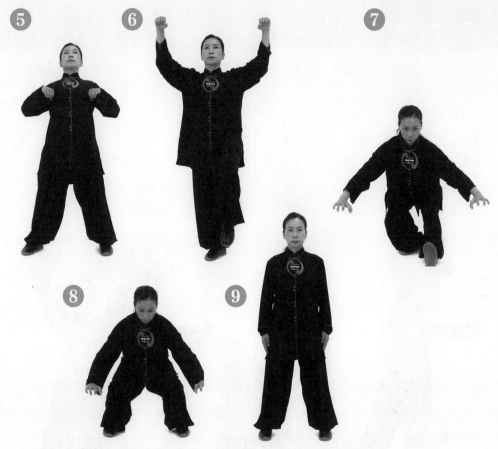

右式与左式动作、次数相同，唯方向相反。

最后，两手向侧前方上提、内合、下按进行调息后自然垂于体侧*。

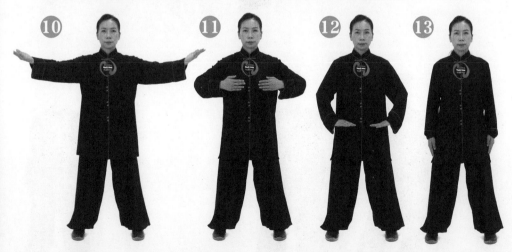

*注：每戏结束时进行调息，既可转换意境，又可放松身心，但本书的视频演示中未包括此部分，
习练者可根据练习环境及目的灵活选择是否进行调息。

5.3　第二戏　鹿戏

鹿抵

　　两膝微屈，左脚前上一步，同时身体稍右转，两手握空拳向右侧摆起至与肩同高，头转向右。重心左移，左腿屈膝，右腿伸直蹬实，同时身体左转，两拳跟随转动变为鹿角向左摆动，左臂屈肘，肘尖抵靠左腰侧，右臂画弧侧举至头前，充分抻拉脊柱和后背部肌群；目视右脚跟。

　　双手鹿角向上、向右、向下画弧摆至右侧与肩平齐，眼随手动后目视右手，后变为握空拳落于体前，同时左脚收回至与肩同宽，双膝微屈；目视前方。

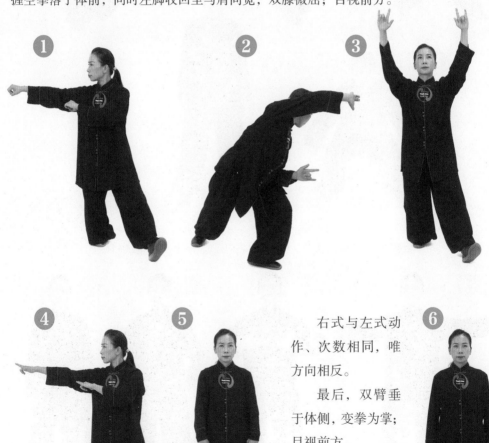

右式与左式动作、次数相同，唯方向相反。

最后，双臂垂于体侧，变拳为掌；目视前方。

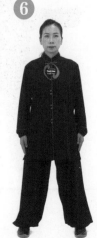

鹿奔

　　重心移至右腿，提左脚迈步成左弓步，要求高抬腿、迈大步、落小步；同时握空拳向上、向前画弧，屈腕下落至与肩同宽、同高；目视前方。

　　重心后移，伸头、拱背、含胸、收腹、敛臀，充分伸展和拔长腰背部；同时双手变为鹿角，手背相对；目视前下方。然后重心前移成左弓步，鹿角变空拳；目视前方。左脚收回，换跳步重心移至左腿，同时两拳向下画弧提至腰侧，目视前方。

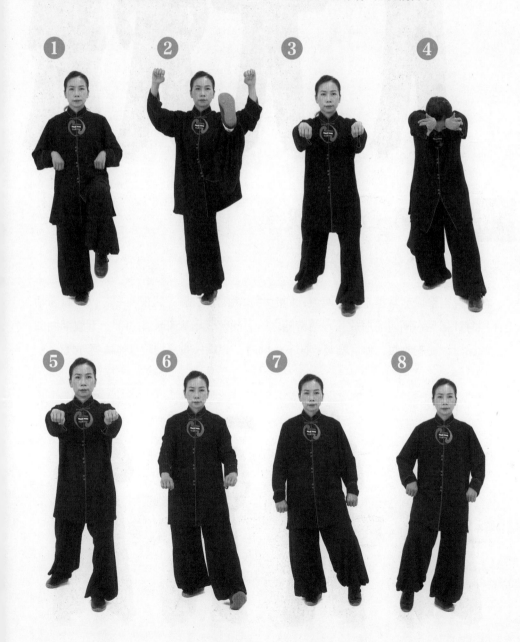

右式与左式动作、次数相同，唯方向相反。

最后，两手向侧前方上提、内合、下按进行调息后自然垂于体侧。

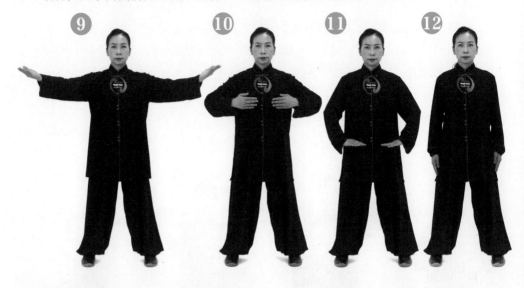

5.4 第三戏 熊戏

熊运

两手握空拳成熊掌提至肚脐两侧；同时两膝微屈、含胸；目视两拳。以腰腹为轴，上体顺时针摇晃；同时肩肘放松，两拳随之沿右肋部、上腹部、左肋部、下腹部画圆。向上画圆时，提胸收腹，伸展腰腹；向下画圆时，含胸松腹，目随上体摇晃环视。

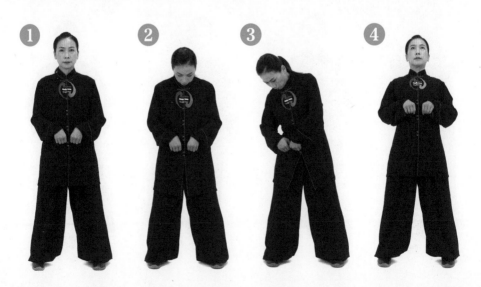

5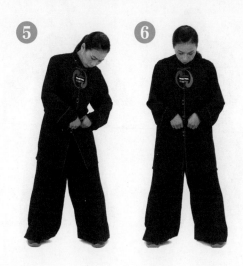

6

右式与左式动作、次数相同，唯方向相反。

最后两拳变掌垂于体侧；目视前方。

7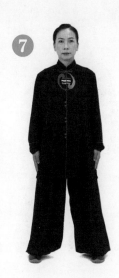

熊晃

重心右移，提左髋，收臀，牵动左脚离地，两手握空拳成熊掌，后松腰、屈膝、向左前落步，同时左臂内旋前靠，右拳摆至体后；目视左前方。重心后移，左腿伸直，右腿屈膝，上身由右至左拧腰晃肩，带动右拳摆至左膝前上方，左拳摆至体后；目视左后方。后重心前移，动作相同，方向相反，要求双臂如风摆杨柳，轻盈自然；目视左前方。

1 **2** **3**

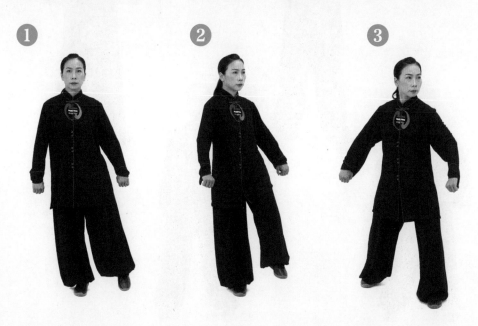

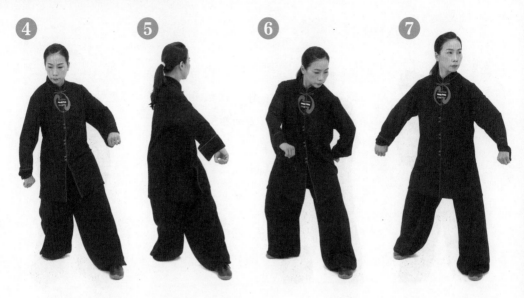

右式与左式动作、次数相同，唯方向相反。

最后，两手向侧前方上提、内合、下按进行调息后自然垂于体侧。

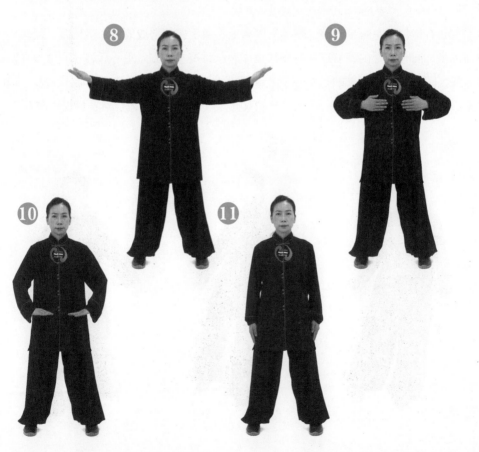

5.5　第四戏 猿戏

猿提

　　两手置于腹前，十指斜相对，含胸收腹，两手快速外旋撮拢成猿钩，目视两钩。两手提至胸前，要求耸肩团胸、收腹提肛提踵，眼睛瞪大、眼神敏捷，向左转头，目视左后方，然后头转正，由肩向下依次放松，猿钩变掌下按，垂于体侧；目视前方。

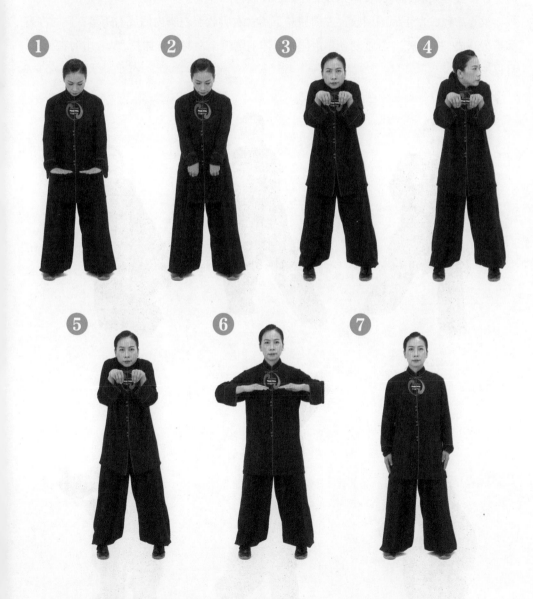

　　右式与左式动作、次数相同，唯方向相反。

猿摘

左脚向左后方退步，右腿屈膝，重心位于右腿，屈左臂成猿钩收至左腰侧。重心后移，左腿屈膝下蹲，右脚收至左脚内侧成右丁步；同时右掌由右前画弧至头左侧；目先随右掌动，后目视右前上方，使掌心正对太阳穴。

右掌下按至左髋侧，目视右掌，后右脚向前迈一大步，左腿蹬直，两臂随身体右转前后展开。重心前移，成左后点步；同时右掌向右上方画弧，至体侧变为猿钩，左掌向前、向上伸举成"摘取式"，肢体充分展开；目视左钩。

重心后移，左手握固回收，左腿屈膝下蹲，右脚收至左脚内侧成右丁步；同时左臂掌指分开成"托桃状"，右掌随动作由体侧向体前画弧至左肘下方捧托，掌心与肘尖相对；目视左掌。

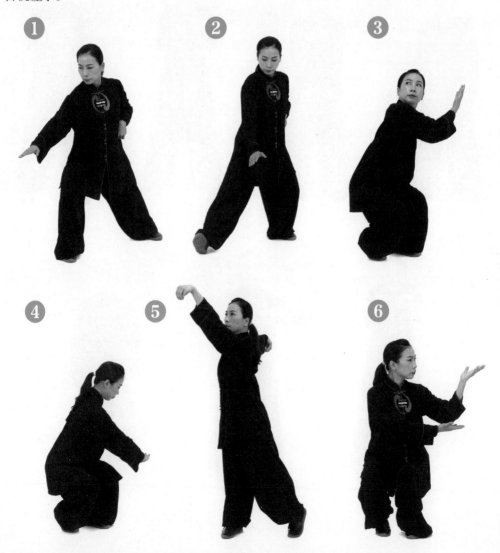

右式与左式动作、次数相同，唯方向相反。

最后，两手向侧前方上提、内合、下按进行调息后自然垂于体侧。

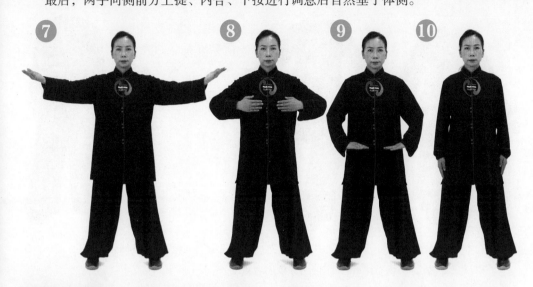

5.6 第五戏 鸟戏

鸟伸

双膝微屈，两掌于腹前交叠，目视前下方。两膝伸直，两掌举至头前上方，肩颈用力收缩，挺胸塌腰；目视前方。

屈膝下蹲，两掌下落分开摆向体侧，颈、肩、腰部放松，掌心成鸟翅向身体侧后方摆起；同时右腿蹬直，左脚提起摆向正后方，抬头、伸颈、挺胸、直腰；目视前方。

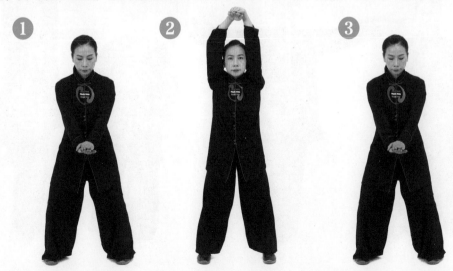

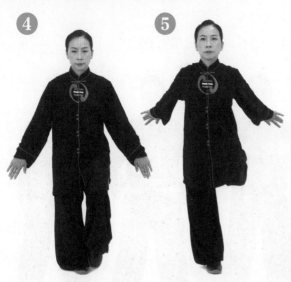

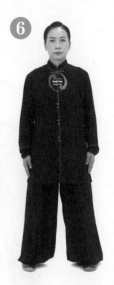

右式与左式动作、次数相同，唯方向相反。

最后，两脚平行站立，两臂垂于体侧；目视前方 *。

*注：在本书的视频演示中，因套路的连贯性，某些动作定势时间较短，随即转变为下一动作，所以在观看视频演示时请参照文字说明并以后者为准。

鸟飞

两膝微屈，左膝提起右腿蹬直，两掌由腹前画弧至体侧成鸟翅，约与耳齐平，后左脚下落脚尖着地，两掌回落至腹前，再次提左膝，两掌举至头顶上方，掌背相对但不触碰，手型呈向上喇叭状，目视前方。

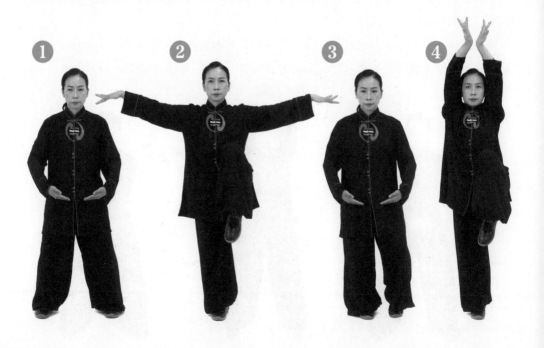

右式与左式动作、次数相同，唯方向相反。

最后，两手向侧前方上提、内合、下按进行调息后自然垂于体侧。

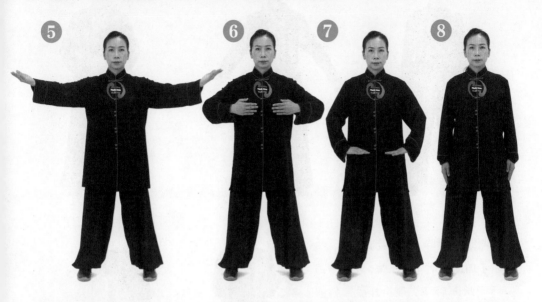

5.7 收势：引气归元

两手经体侧上举至头顶，指尖相对，掌心斜向下，沿体前缓慢下按，至腹前分开，垂于体侧，身体随之放松；目视前方。然后两掌合抱，虎口交叉，男性左手在里，女性右手在里；闭目静养。

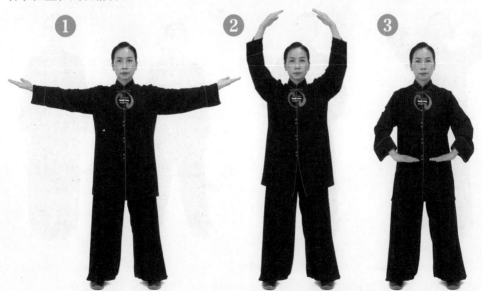

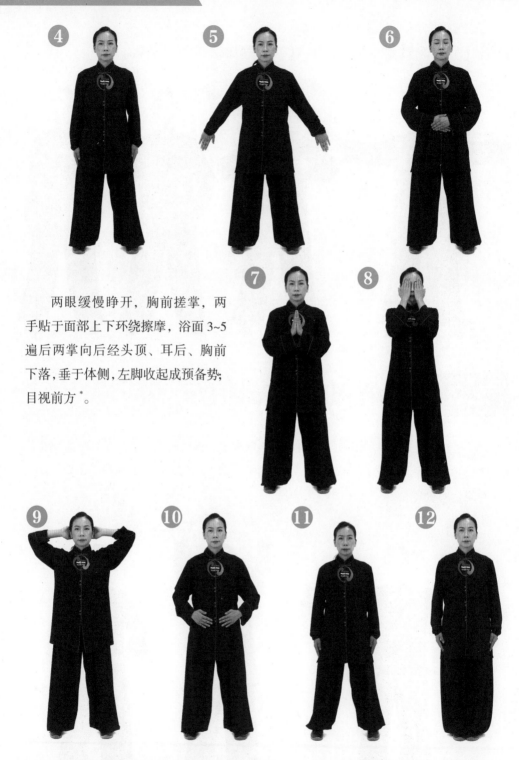

两眼缓慢睁开，胸前搓掌，两手贴于面部上下环绕擦摩，浴面 3~5 遍后两掌向后经头顶、耳后、胸前下落，垂于体侧，左脚收起成预备势；目视前方[*]。

[*]注：在收势过程中，如果练习时间充裕，可进行搓掌、浴面、梳头等动作；如果练习时间紧张，也可省略此过程，习练者可根据具体情况决定。

第六章
健身气功·六字诀

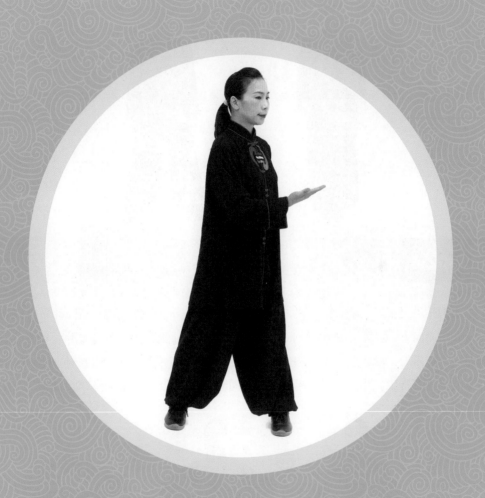

习练六字诀应达到以下要求：（1）读音口型，系统规范；（2）吐纳导引，内外兼修；（3）舒缓圆活，动静结合；（4）吐气发声，以声助气；（5）形随声动，以气运形。

扫码看视频

6.1　预备势

　　并步站立，头正颈直，齿唇轻闭，舌抵上腭，下颌微收；两臂自然垂于体侧，沉肩坠肘，松腕舒指；竖脊含胸，腹部放松；目视前方。左脚开步，与肩同宽，重心于两脚之间；目视前下方。

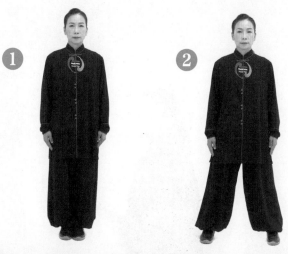

6.2　起势

　　屈肘抬手至腹前，掌心向上，指尖相对；两手缓缓上托至胸前，与乳同高，目视前方；转掌心向下，缓缓下按至肚脐前；目视前下方；微屈膝下蹲，敛臀坐胯，身体后坐，同时，两掌内旋，转掌心向外，缓缓向体前拨出，至两臂成圆，指尖斜相对。两臂外旋，转掌心向内，指尖斜相对；缓慢起身站立，同时，两手缓缓收拢，虎口交叉相握，轻覆于肚脐；目视前下方。

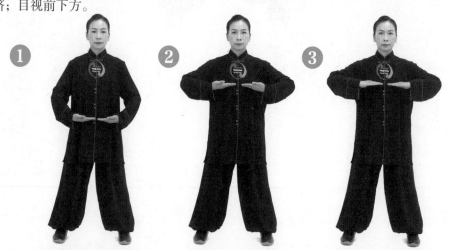

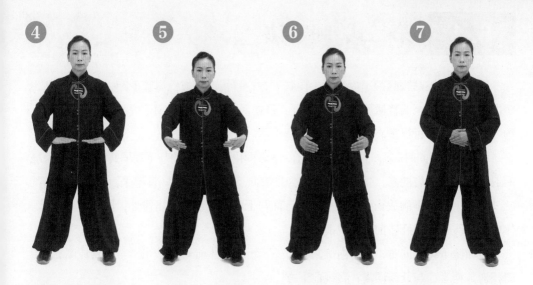

6.3 第一式 嘘字诀

　　两手松开成掌，向后收至腰侧，掌心向上，小指轻贴腰际；目视前下方。嘴角后引，口唇压扁横绷，口吐"嘘"字音，气息从槽牙间、舌两边的空隙中呼出体外，同时，身体左转，右掌缓缓向左前上方穿出，约与肩同高，掌心斜向上，两目渐渐圆睁，目视右掌伸出方向；身体转正，右掌收回腰间，目视前下方。

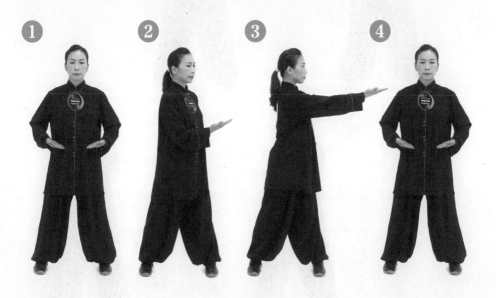

　　右式与左式动作、次数相同，唯方向相反。

6.4 第二式 呵字诀

　　两掌小指轻贴腰际微上提，指尖向斜下方；目视前下方；屈膝下蹲，同时，两掌缓缓向前下方插出至两臂微屈，掌心斜向上；目视两掌；微屈肘收臂，两掌相靠成"捧掌"，约与肚脐相平；目视掌心。

　　缓缓站直，同时屈肘，两掌捧至胸前，掌心向内，两中指约与下颌同高；目视前下方；两肘外展抬至与肩同高，同时转掌内旋为指尖向下，掌背相靠；口半张，舌尖轻抵下颚，吐"呵"字音，下颌放松，气息主要从舌面与上腭之间缓缓呼出体外，同时，两掌沿身体中线缓缓下插至肚脐前，目视前下方。

　　微屈膝下蹲，同时，两掌内旋掌心向外，缓缓向体前 45° 拨出，至两臂成圆，指尖斜相对，两掌心与肚脐同高；目视前下方。

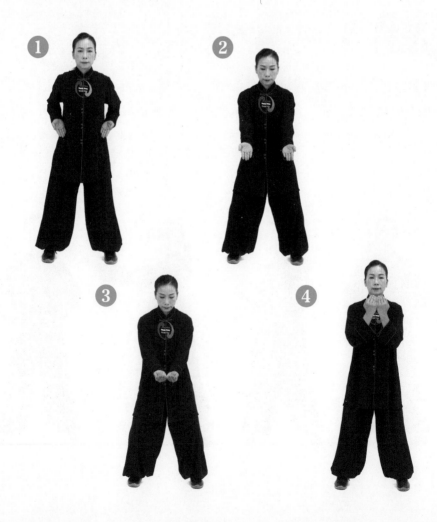

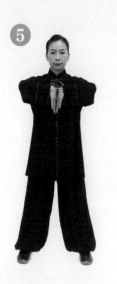

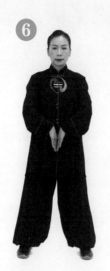

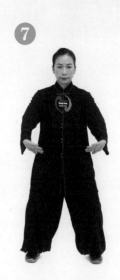

6.5　第三式　呼字诀

　　前臂外旋，转掌心向内对肚脐，指尖斜相对，五指自然张开，两掌心间距与掌心至肚脐距离相等；目视前下方；缓缓站直，同时，两掌缓缓向肚脐方向内收合拢，至肚脐前约10厘米；口唇撮圆，舌两侧上卷，口吐"呼"字音，气息从撮圆的口唇中间呼出体外，同时，微屈膝下蹲，两掌向外展开至两掌间距与掌心至肚脐距离相等，两臂成圆形；目视前下方。

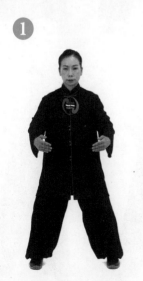

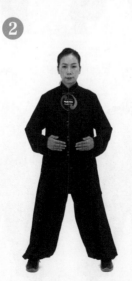

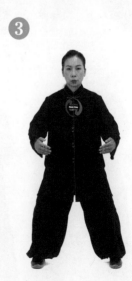

6.6　第四式　呬字诀

　　两掌下落至腹前，掌心向上，十指相对；目视前下方；缓缓站直，两掌向上托至胸前与两乳同高，掌心向上；目视前下方；落肘夹肋，立掌于肩前，掌心相对，指尖向上，展肩扩胸，藏头缩项；目视斜前上方；上下门牙对齐，留有狭缝，舌尖轻抵下齿，口发"呬"音，气息从齿间呼出体外，同时，微屈膝下蹲；松肩伸项，屈腕立掌平推至掌心向前，掌指向上，目视前方；两掌外旋、内收，指尖相对，约与肩同宽。

　　然后，两掌内收至胸前，落肘夹肋，立掌于肩前，掌心相对，指尖向上，展肩扩胸，藏头缩项；目视斜上方；口发"呬"音，同时微屈膝下蹲；松肩伸项，屈腕立掌平推至掌心向前，掌指向上，目视前方。

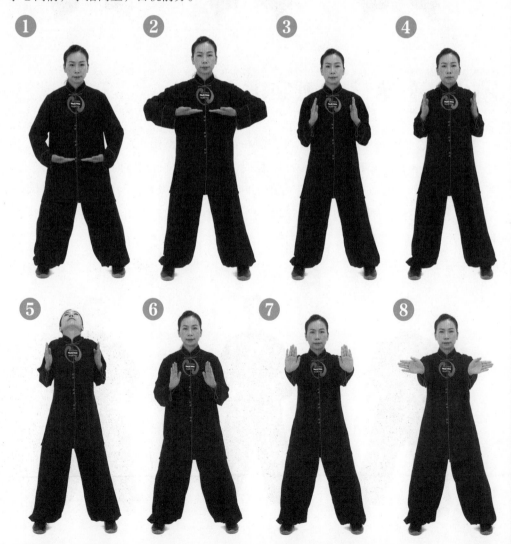

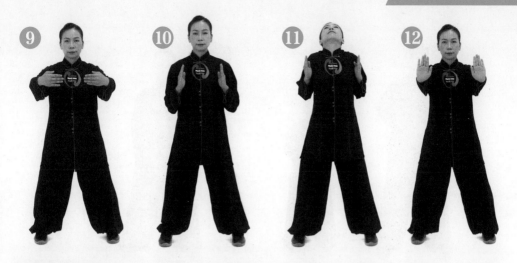

6.7　第五式　吹字诀

　　缓缓站直，同时两掌前推，随后松腕伸掌，指尖向前，掌心向下，与肩同高；两臂外展成侧平举，掌心斜向后，指尖向外；两掌向后画弧至腰部，屈肘，掌心贴腰眼，指尖斜向下；目视前下方；口吐"吹"字音［两唇和牙齿微张，舌尖轻抵上齿内侧发"ch（吃）"的声音；然后两唇微闭，舌尖放平，发"u（乌）"的声音；最后两唇再微张，嘴角微后引，舌尖轻抵下齿内侧，发"i（衣）"的声音］，气从舌两边绕至舌下，经唇间缓缓呼出体外，同时，微屈膝下蹲；两掌向下沿腰骶、两大腿外侧下滑，后屈肘提臂于腹前，掌心相对，指尖向前，约与脐平；目视前下方；缓缓站立，收手抚腹部，指尖斜向下，虎口相对；目视前下方；两掌沿带脉向后摩运至后腰部，掌心轻贴腰眼，指尖斜向下；目视前下方；口吐"吹"字音，下蹲，两手摩运至身体前侧，屈肘提臂。

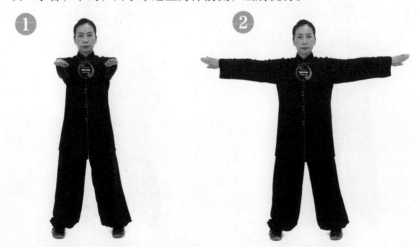

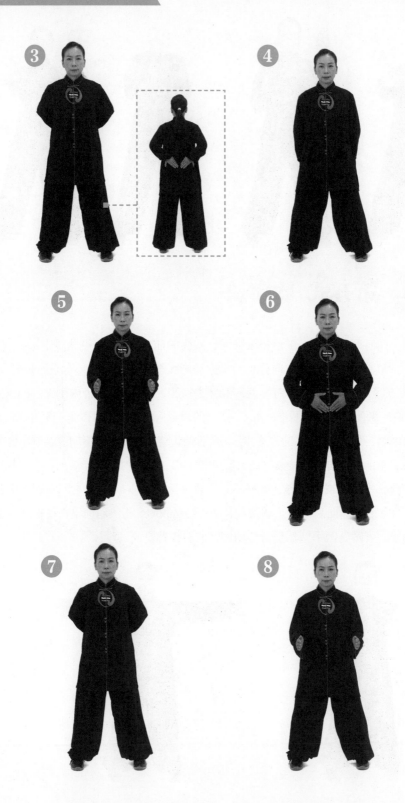

6.8　第六式 嘻字诀

　　两掌环抱，下落于腹前，掌心向上，指尖相对；目视前下方。两掌内旋至掌背相对，指尖向下；目视两掌。

　　缓缓站直，同时提肘，两手经体前上提至胸，肘约与肩同高，掌背相靠；随后，两手继续上提至面前，分掌、外开、上举，两上臂成水平，两前臂分别斜向上、向外约45°，掌心斜向上；目视前上方；屈肘，两手经面部前回收至胸前，肘、手水平，约与肩同高，指尖相对，掌心向下；目视前下方，两唇与牙齿微张，嘴角略向后引，舌尖轻抵下齿，口发"嘻"字音，气息主要从两侧槽牙边的缝隙中慢慢呼出体外，同时，微屈膝下蹲；两掌缓缓下按至肚脐前，两掌继续向下、向左右外分至左右髋侧，掌心向外，指尖向下；目视前下方。

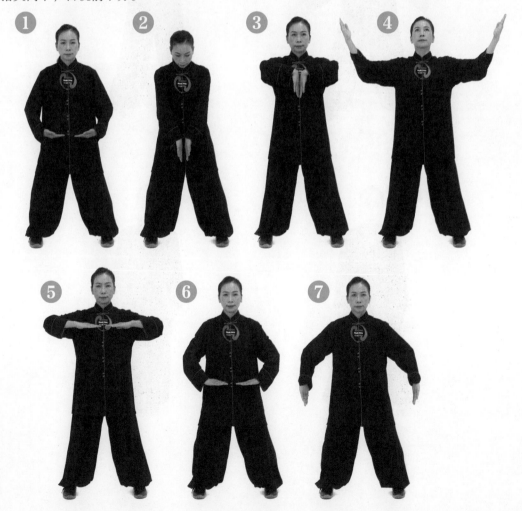

6.9 收势

两手外旋内翻，转掌心向内，缓缓合于腹前，虎口交叉相握，轻覆肚脐，同时，慢慢站直；目视前下方；静养片刻。两掌以肚脐为中心揉腹，然后两掌松开，自然垂于体侧，重心右移，收左脚并于右脚侧，成并步站立。目视前下方。

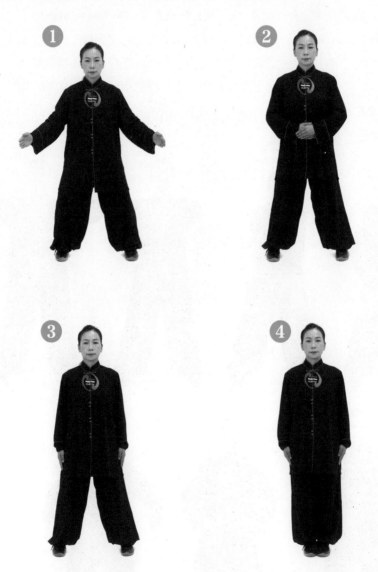

第七章
健身气功·八段锦

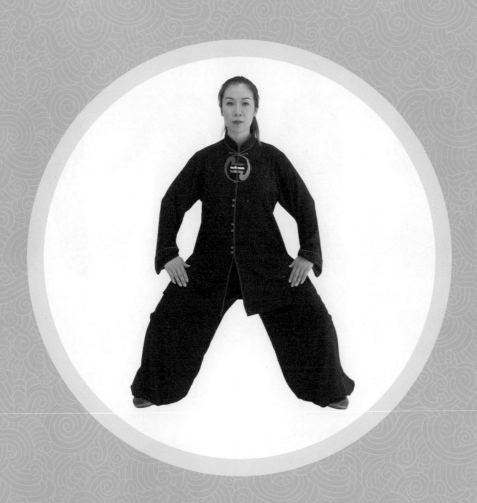

习练八段锦应达到以下要求：（1）形与神合，气蕴其中；（2）质朴端庄，行易效宏；（3）松紧结合，动静相兼；（4）舒展柔和，圆活连贯；（5）立身中正，神注庄中。

扫码看视频

7.1　预备势

　　站立，下颌内收，后顶上领，颈部竖直，齿唇轻闭，舌抵上腭，眉宇间和嘴角放松，沉肩垂肘，松腕舒指，两臂自然垂于体侧，腋下虚掩，松腹舒胸，目视前方；松腰沉髋，开左步至与肩同宽；两臂内旋，两掌向两侧摆起，掌心朝后；两腿屈膝，同时两掌合抱于腹前，与脐同高，指尖相对，目视前方。

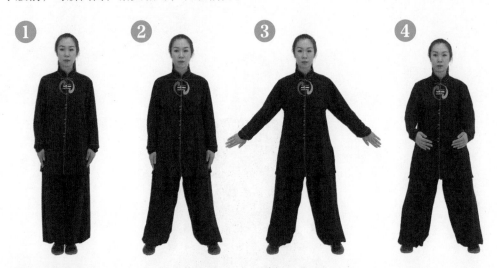

7.2　第一式　两手托天理三焦

　　两臂下落至小腹前，掌心朝上，指尖相对；两掌五指分开，在小腹前交叉相握；重心缓缓升起，同时，两掌由小腹抬至胸前，掌心向上；两腿徐缓伸直，同时两掌由胸前上托至头顶上方，掌心朝上，抬头看手；下颌内收，目视前方，同时两掌继续用力上托，动作略停；十指分开，两臂由身体两侧缓缓下落至斜下方，屈肘捧掌至小腹前，掌心朝上，同时重心缓慢下降，两膝微屈，目视前方。

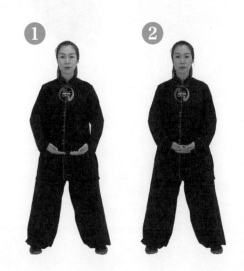

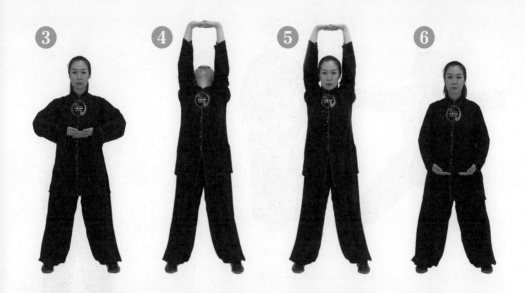

7.3　第二式　左右开弓似射雕

　　开左步，两腿自然伸直，松肩屈肘，两臂体前交叉，置于胸前，掌心向内，左掌在外，掌根齐于膻中穴；右掌屈指成龙爪，左掌坐腕成八字掌，掌心斜朝前；左掌向左侧水平推出，右爪水平向右拉至肩前，目视推掌方向，同时两腿屈膝成马步，动作略停；重心右移，左腿略伸直，同时右爪伸指成掌向上、右画弧，至与肩齐，掌心斜朝前，目视右掌，左手自然伸指成掌；收左步，并步站立，同时两掌由身体两侧下落，屈肘，转掌心向上，捧于腹前，目视前方。

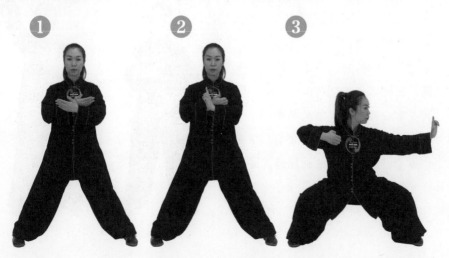

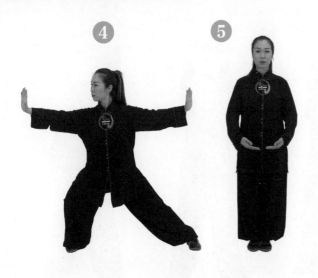

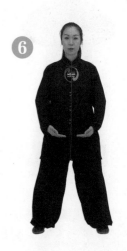

右式与左式动作、次数相同，唯方向相反。

最后右脚收回至与肩同宽，同时两掌由两侧下落，屈肘，捧掌于小腹前，掌心朝上，指尖相对，目视前方。

7.4　第三式　调理脾胃须单举

重心微起，同时左掌内旋上抬至与胸齐，掌心朝内，指尖斜朝上，右掌内旋，掌心对腹部，指尖斜朝下，目视前方；左臂内旋掌心斜向上，继续上托至头左上方，指尖朝右，同时右臂内旋转掌心朝下，按至右胯旁，指尖朝前，目视前方，动作略停；松腰沉胯，两腿微屈，同时沉左肩、左臂外旋，转左掌心朝内，下落至与胸同高，右臂外旋、转掌心朝内，收至腹前，指尖斜朝下；重心继续下降，两腿屈膝，同时两臂外旋下落，转掌心朝上，捧于小腹前，指尖相对，目视前方。

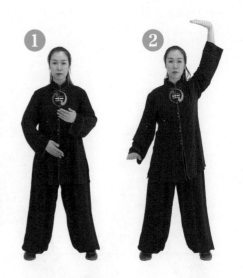

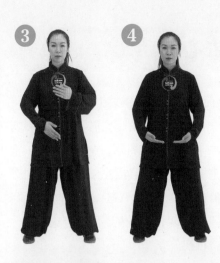

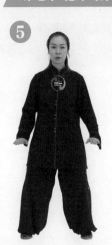

右式与左式动作、次数相同，唯方向相反。

最后重心下降，两腿屈膝，同时，右掌向前下落，按于胯旁，指尖朝前，左掌微前移，两肘微屈，目视前方。

7.5　第四式　五劳七伤往后瞧

两腿伸直，同时沉肩伸臂、指尖朝斜下伸出，掌心朝后；两臂外旋、上摆至体侧45°，掌心朝斜后上方，同时头颈左转，目视左后方，动作略停；松腰沉髋，屈膝，同时头颈回正，两臂内旋掌心朝下，屈肘按于胯旁，指尖朝前目视前方。

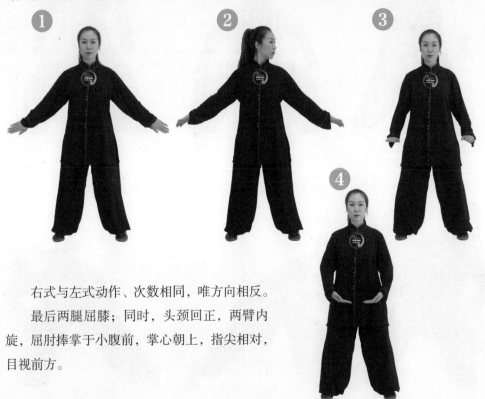

右式与左式动作、次数相同，唯方向相反。

最后两腿屈膝；同时，头颈回正，两臂内旋，屈肘捧掌于小腹前，掌心朝上，指尖相对，目视前方。

7.6 第五式 摇头摆尾去心火

　　开右步，两脚间距约比肩宽，同时两掌上托至胸前，内旋翻掌，继续上托至头斜上方，指尖相对，动作略停；两腿下蹲成马步，同时两臂由身体两侧下落，屈肘，两掌指斜朝前扶按于两膝上方；身体重心稍起；身体右倾约45°，同时右腿屈膝，左腿微屈膝；重心稍降成右偏马步状，同时上体右转俯身，目视右脚尖；重心左移成左偏马步状，同时上体保持俯身左旋至左斜前方，目视右脚跟；重心稍右移，右髋向右送，尾闾向右、前、左、后旋转至正后方，同时身体重心随尾闾转动移至两腿间，头向左、后转至正后方，目视上方；下颌、尾闾同时内收，重心下降成马步，目视前方。

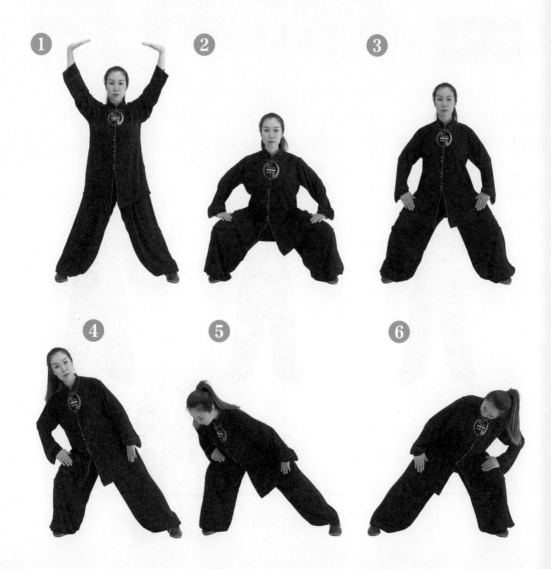

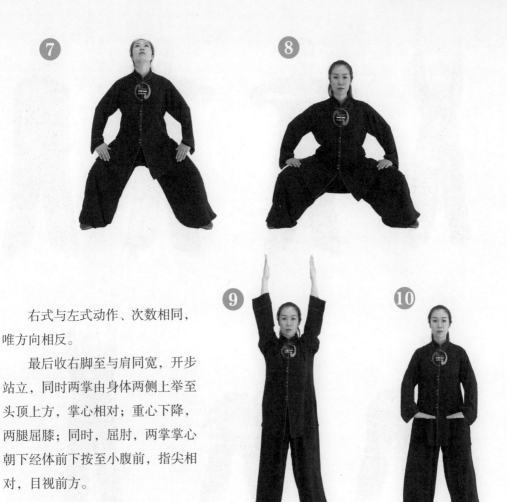

右式与左式动作、次数相同，唯方向相反。

最后收右脚至与肩同宽，开步站立，同时两掌由身体两侧上举至头顶上方，掌心相对；重心下降，两腿屈膝；同时，屈肘，两掌掌心朝下经体前下按至小腹前，指尖相对，目视前方。

7.7 第六式 两手攀足固肾腰

两腿伸膝直立，同时十指尖转向前，带动两臂向前、向上举起，两臂伸直，掌心朝前；两臂外旋至掌心相对，两掌下按至胸前，掌心朝下，指尖相对；两臂外旋掌心朝上，掌指经腋下向后反插；两掌心贴背，沿脊柱两侧向下摩运至臀部；上体前俯，两掌沿腿后向下继续摩运至脚踝，再沿脚外侧移至小脚趾处，随之旋腕扶于脚面，掌指朝前；塌腰、翘臀、微抬头，两掌向前、向上远伸，带动上体抬至水平；两臂、掌继续向前、向上举至掌心朝前，指尖朝上，与肩同宽，同时起身直立。

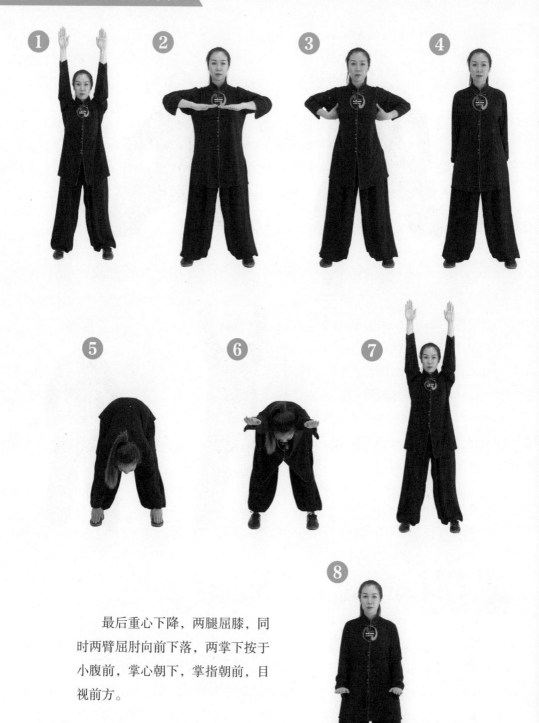

最后重心下降，两腿屈膝，同时两臂屈肘向前下落，两掌下按于小腹前，掌心朝下，掌指朝前，目视前方。

7.8　第七式 攒拳怒目增气力

开左步，两腿屈膝下蹲成马步，同时两手握固，收至腰间，拳眼朝上，目视前方；左拳缓慢向前冲出，至与肩同高，拳眼朝上，目随拳行并逐渐睁大，目视左拳。向右转腰顺肩，同时左臂内旋，左拳伸指成掌，掌心朝外，目视左掌；左臂外旋，左掌指向下、右、上、左依次旋腕一周再握固成拳，拳心朝上，同时，脚趾抓地，眼睛睁圆；收左拳至腰间，拳眼朝上，同时眼睛、脚趾放松，目视前方。

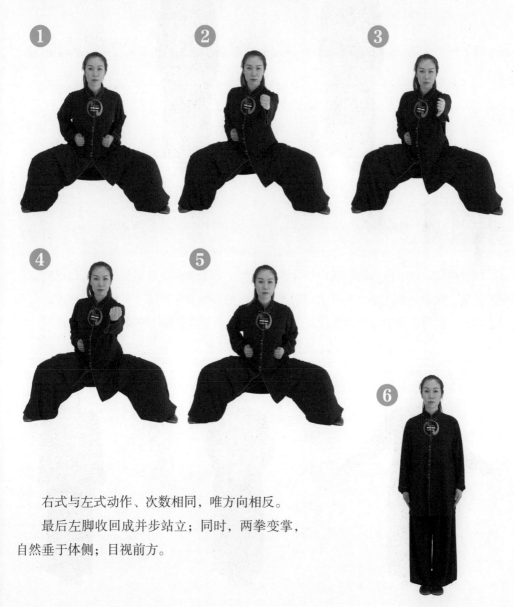

右式与左式动作、次数相同，唯方向相反。

最后左脚收回成并步站立；同时，两拳变掌，自然垂于体侧；目视前方。

7.9 第八式 背后七颠百病消

　　下颌内收，立项竖脊，提肛收腹，沉肩垂肘，掌指下伸，同时脚跟提起，动作略停，目视前方；脚跟徐缓下落，轻震地面，同时沉肩舒臂，周身放松；目视前方。

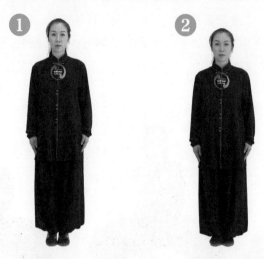

7.10 收势

　　两臂内旋，两掌向两侧摆起约与身体成45°，掌心朝后，掌指斜朝下，目视前方；两臂外旋，向前画弧至斜前方时，屈肘，两掌合抱并相叠于腹部（男性左手在内，女性右手在内）；目视前下方，静养片刻；两臂下落，两掌指轻贴于腿外侧，目视前方。

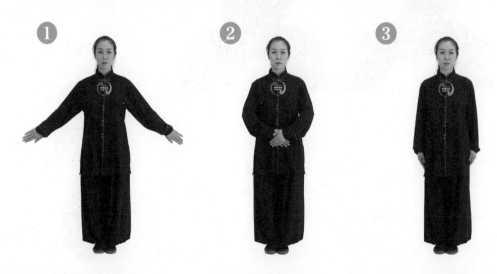

第八章
健身气功·大舞

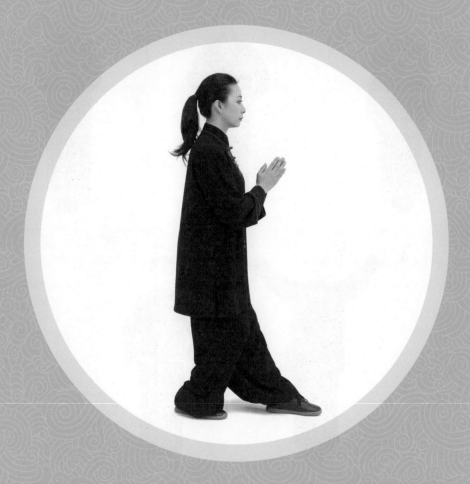

习练大舞应达到以下要求：（1）以舞宣导，通利关节；（2）以神领舞，以舞调心；（3）以舞正形，形神兼备；（4）内动外舞，身韵圆和。

扫码看视频

8.1　预备势

并步站立，两手下垂，松肩虚腋，腰腹放松，尾闾下垂，微微提肛；百会上领，周身中正，呼吸自然，气沉丹田，心平气和，面带微笑。屈肘上托，旋腕上举；内收下按，屈膝下蹲。

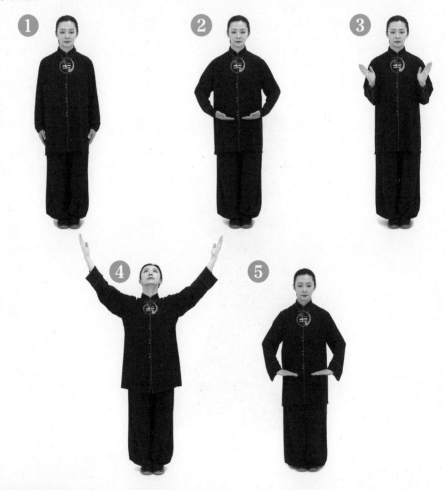

8.2　第一式　昂首势

左脚开步，两臂侧平举；屈膝下蹲，沉肩、坠肘、压腕，抬头翘尾，脊柱反弓，左右肩胛、头、尾部向神道穴收敛和适度挤压；起身直立，肩胛先松，头、尾再松，两臂侧平举。

两脚并拢，两手向上环抱后经体前下按至与肚脐同高，同时屈膝下蹲，目视前下方。

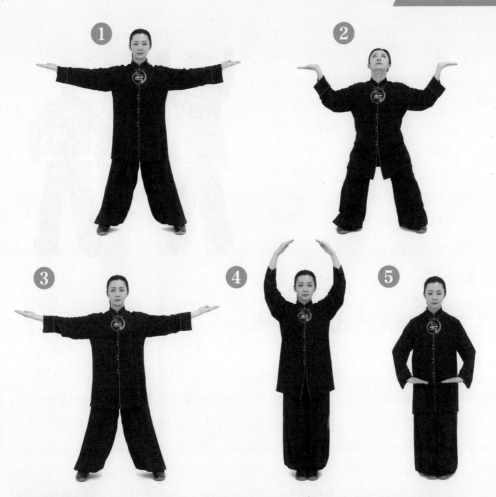

8.3　第二式 开胯势

重心右移，左脚向左前方上步成左弓步，同时两臂侧起，先掌心向后再向外旋臂转掌心向上，至头前上方时掌心相对，指尖向上，微屈膝；右脚上步至左脚内侧，前脚掌着地成右丁步，两手下落至额前，然后两臂向两侧展开、外撑，左掌与肩同高，掌心向右上方，右掌心向玉枕穴，指尖向上；同时屈膝下蹲，臀部左摆、右膝外开、牵引右胯；目视左手。

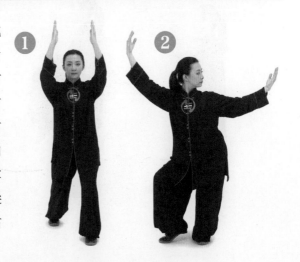

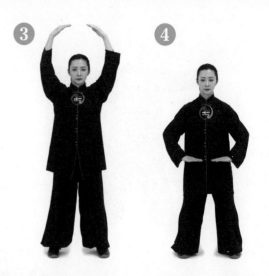

右式与左式动作、次数相同，唯方向相反。然后左脚、右脚依次向左后方、右后方退步，动作、次数与上相同，唯方向相反。

最后两脚开步平行站立，两臂侧平举，向上环抱后下按至肚脐前，同时屈膝下蹲，目视前下方。

8.4 第三式 抻腰势

重心左移，右脚内扣，身体左转；两掌合于胸前，伸直右腿，左膝上提，左脚向前蹬出后向左前方上步成左弓步，右腿伸直；躯干前倾，两掌向前上方伸出至上臂内侧贴耳，手、脚两头用力延伸牵引，手臂、躯干、后腿成直线，先目视前上方随着下颌回收再目视前下方；左脚不动，右脚跟离地，右脚趾抓地；同时，手臂持续向前上方引伸；重心后移，右脚跟落地，屈右膝、翘左脚，左腿伸直，翘臀、塌腰、挺胸、抬头；两掌收回于膻中穴，指尖向前上方，目视前上方。

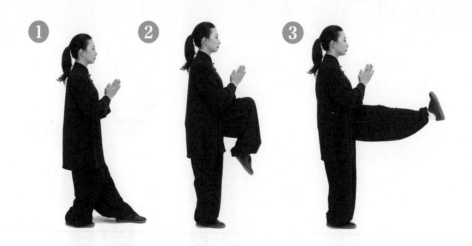

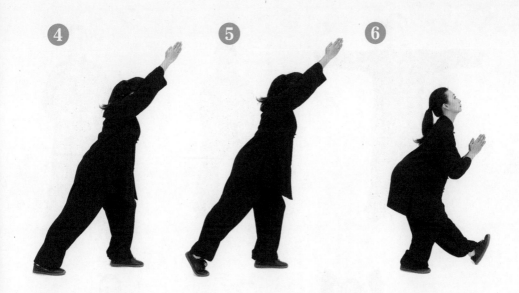

起身扣脚转体以后重复动作，动作、次数相同，唯方向相反。

最后两脚平行、与肩同宽，屈膝下蹲，两掌下按至与肚脐同高，目视前下方。

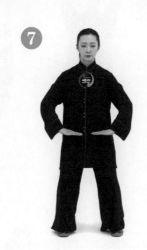

8.5 第四式 震体势

两腿伸直，两臂侧平举；屈膝下蹲，两掌内收至腹前，目视掌心；两臂内旋、内收，手指依次握固收于腹前，两腿伸直；左脚上提，两拳沿体前提至头顶上方；左腿放松下摆至后下方，两臂从两侧下落，松拳变掌，虎口合谷穴轻敲大腿外侧后左脚开步，两臂向两侧摆起；身体右转，两手摆至身体前后，依次握固；屈膝下蹲，身体回正，带动两拳轻击下丹田和骶骨；然后伸直两腿，身体右旋，两拳变掌向两侧伸出，随着身体转正两手回正。

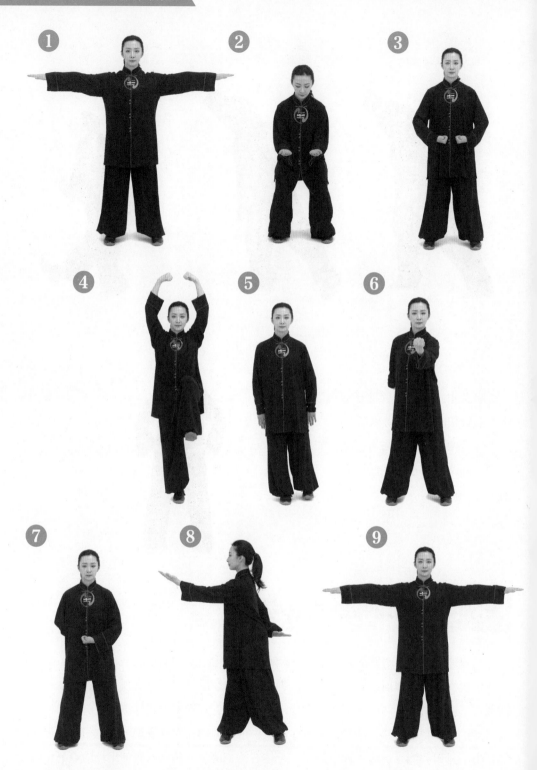

右式与左式动作、次数相同，唯方向相反。

8.6 第五式 揉脊势

　　重心左移，收右脚成右丁步，两臂向下、向左、向上摆至左臂与肩同高、右臂略低；右膝外展、臀向左摆，身体向右侧屈，带动左臂摆至右上方、右手置于左腋下附近，目视右下方。

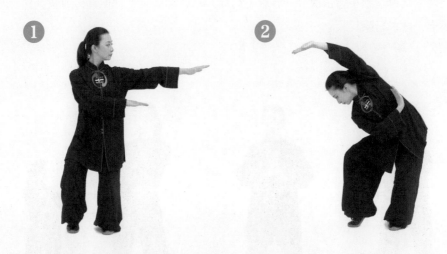

　　右式与左式动作、次数相同，唯方向相反。

　　最后两脚开步，两臂侧平举，向上环抱后下按至腹前，同时屈膝下蹲，目视前下方。

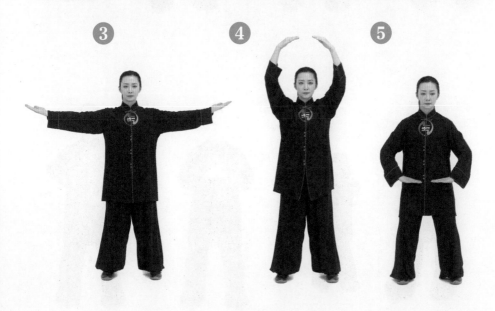

8.7　第六式　摆臀势

从下颌至骶椎依次前屈，同时转指尖向下、掌背相靠；两腿伸直，身体从下而上依次直立，两臂上提至胸前合掌；屈膝，臀部和两掌先后向左、左前方、右、右前方摆动和推出；以尾椎和中指尖为点，顺时针画平圆，至尾椎和两掌转正；然后逆时针画平圆。最后两掌从拇指到小指依次分开，腋下后穿，贴背伸展至手臂伸直，两膝直立；两手向上环抱，按掌屈膝。

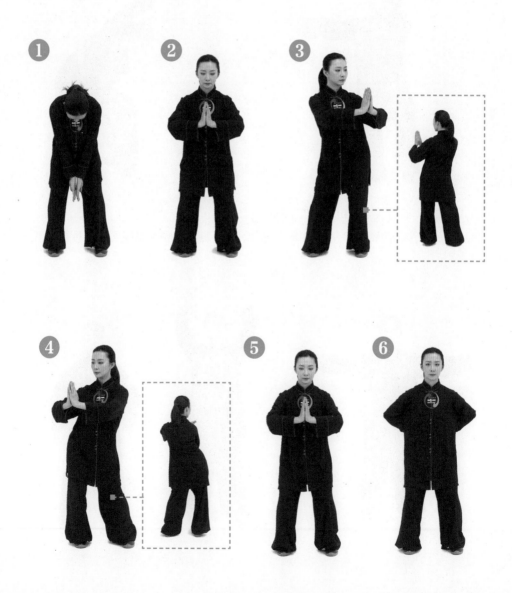

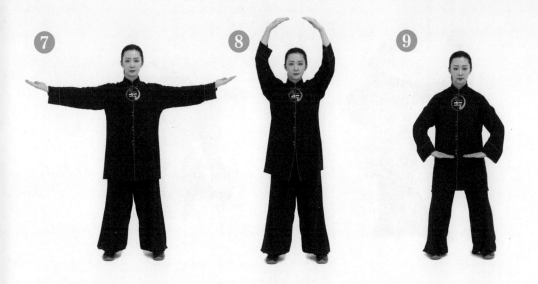

8.8 第七式 摩肋势

　　两腿伸直，两臂侧平举，左脚内扣、身体右转，俯身抢臂，左掌心轻贴右脚尖，右臂后上举；右掌收至右腋下，右脚退步成左虚步，同时躯干直立后左旋，右掌根沿腋中线向下推摩，过髋关节后上摆至与胸口同高，同时左掌提至腋下，目视右手。退步摩肋后，俯身按掌，右腿伸直，左掌按于右脚尖，右臂后上举，目视前下方。

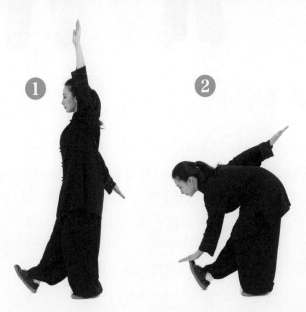

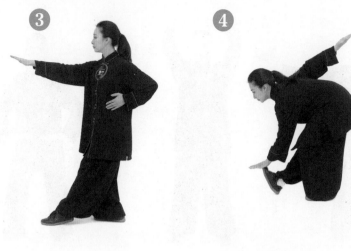

起身右脚内扣，动作、次数相同，唯方向相反。

最后两脚平行、与肩同宽，身体中正，两臂侧起，向上环抱，下按屈膝，目视前下方。

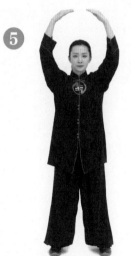

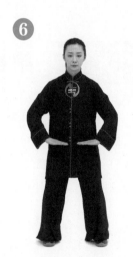

8.9　第八式　飞身势

提左膝独立，两臂侧平举；左脚上步后重心前移，提右膝独立，两臂画弧下落后向后、向上成侧平举；右脚落在左脚内侧并步，两膝微屈，两手下落在胯旁；伸直双膝，左右臂分别画弧向上、向下摆动，然后微屈膝，身体和头右转，左臂外旋、右臂内旋，目视左下方；双腿伸直，两臂侧平举；屈膝下蹲，两掌弧形下按；然后退步，先右脚后左脚，同时两臂随着退步向后、向上、向下画圆；两脚并步，两掌下按，伸直双膝，左右臂分别画弧向下、向上摆动，然后微屈膝，身体和头左转，左臂内旋、右臂外旋，目视右下方；最后身体转正，两臂侧平举，掌心向上。

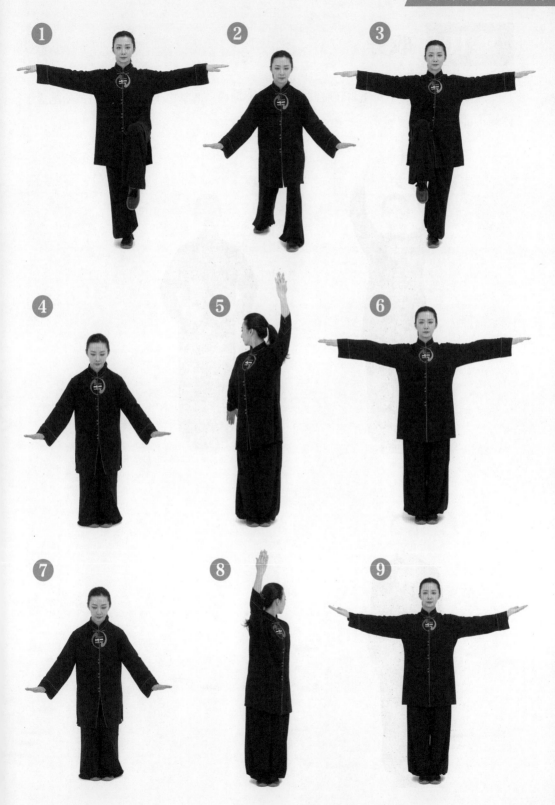

8.10　收势

两臂向上环抱，下按至与肚脐同高时转掌心向内；两掌抱于腹前，然后放松垂落于体侧，目视前方。

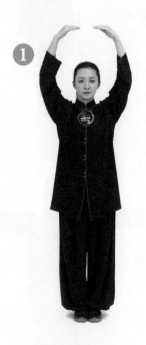

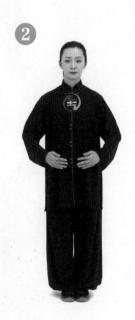

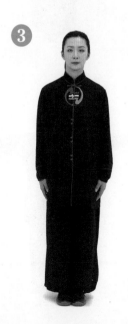

第九章
健身气功·马王堆导引术

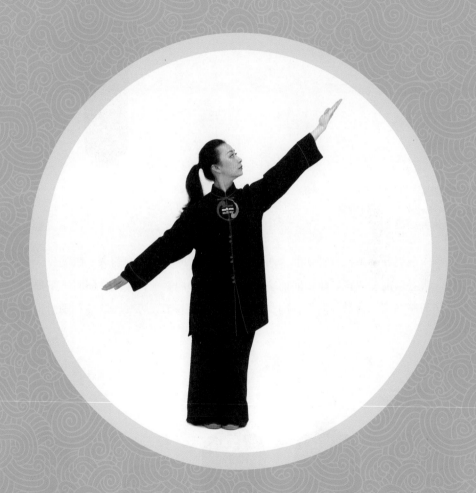

习练马王堆导引术应达到以下要求：（1）抻筋拔骨，循经导引；（2）舒展柔美，象形取意；（3）旋腕摩肋，流畅顺达；（4）松紧相兼，气定神闲。

扫码看视频

9.1　预备势

两脚并步站立，头正颈直，下颌微收，含胸拔背；
两臂自然下垂，周身中正；唇齿轻闭，舌抵上腭；
目视前方。

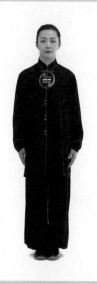

9.2　起势

左脚向左侧开半步，脚尖朝前，两脚间距约与肩同宽；目视前方。微展肩，同时两
掌外旋，掌心向前。两臂自体侧向前缓缓抬起，掌心向斜上，吸气；同时，微提踵，两
掌上抬至与脐同高。转掌心向下，两掌缓缓下按至两胯旁，呼气，落踵；同时，脚趾微
抓地。

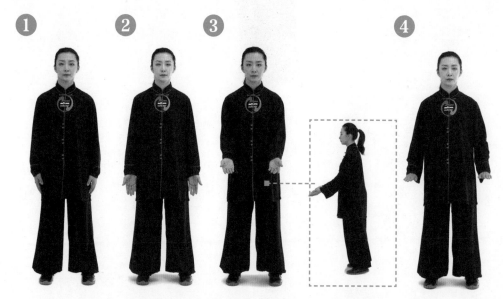

9.3 第一式 挽弓

两掌向上缓缓抬起至胸前平举，掌心斜相对，指尖向前；目视前方。两臂屈肘，收于胸前，掌根与膻中穴同高，虚腋；两掌间距约为 10 厘米，掌心相对。展肩扩胸，带动两掌向身体两侧分开，约与肩同宽。松肩含胸，带动两掌逐渐相合，两掌间距约为 10 厘米。左脚跟碾地，脚尖外展 90°，同时右脚前脚掌碾地，脚跟外旋约 90°，身体左转；左臂前伸，左手掌心向上，同时右臂屈肘后拉，右手于肩前成挽弓式，右手掌心向下；头略向后仰，髋关节向右顶出，肩关节下沉；目视前上方。左脚内扣，右脚跟内旋，身体右转向前。两掌自然收回于胸前，掌心相对，掌间距约 10 厘米；目视前下方。两臂自然垂落于身体两侧；目视前方。

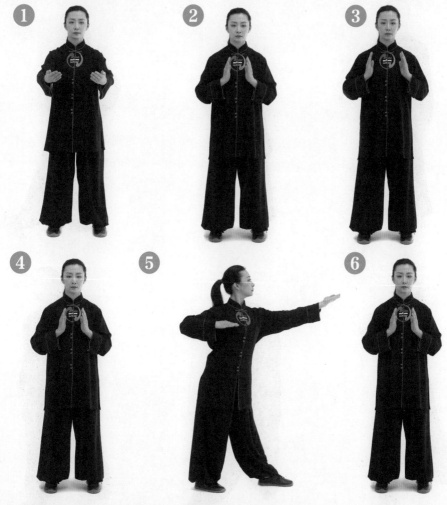

右式与左式动作、次数相同，唯方向相反。

9.4 第二式 引背

　　两臂自然垂落于身体两侧；目视前方。两臂内旋向前下方插出，掌背相对，两臂与身体的夹角约成 30°，同时拱背提踵；拱背时，目视两手食指指端。落踵，重心右移，身体左转 45°，左脚向左前方迈步；同时，两臂外旋提起，掌背摩肋；目视左前方。重心前移，两臂经体侧弧线上摆，掌背相对，成钩手，与肩同高；右脚跟提起。重心后移，身体后坐，右脚跟顺势下落；两掌心向外，微屈腕，伸臂拱背；目视手腕相对处。重心前移，顺势提右脚跟，两掌下落按掌于体侧；头上顶，目视远方。左脚收回，身体向右转正，两臂自然垂落于身体两侧；目视前方。

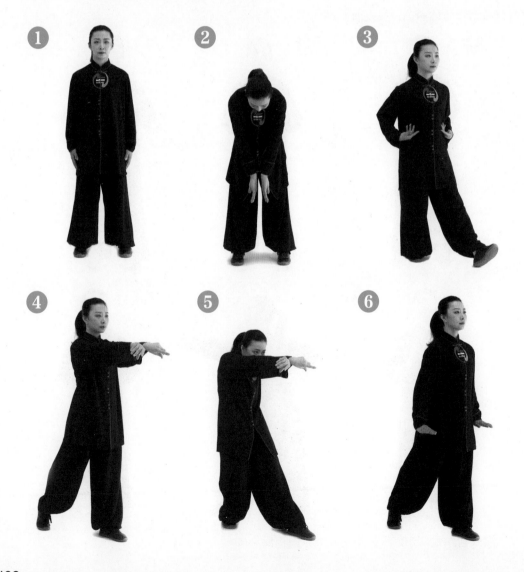

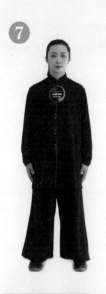

右式与左式动作、次数
相同，唯方向相反。最后右
脚收回并拢站立；目视前方。

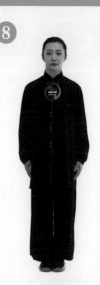

9.5　第三式　凫浴

左脚向左横跨半步，随之右脚并拢，屈膝半蹲，同时两手由右向左摆动；手臂摆至
体侧后方；髋关节向右侧顶出；目视右前方。以腰带动手臂由左向右摆动，掌心相对；
至右体侧时，两臂尽量伸展，目视斜后方。两臂继续转动，举于头顶上方；身体直立；
目视前上方。两手经体前自然下落，掌心向下，垂落于身体两侧；目视前方。

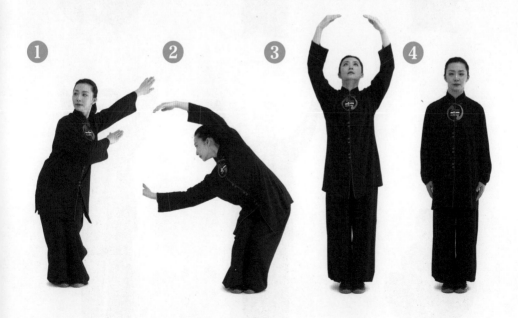

右式与左式动作、次数相同，唯方向相反。

9.6　第四式　龙登

　　两脚以脚跟为轴，脚尖外展成八字步；两掌缓缓提至腰侧，掌心斜向上；目视前方。两腿屈膝下蹲，同时两掌向斜前方下插，意念浊气下降；全蹲时转两手掌心向上，在胸前呈莲花状；目视两掌。起身直立，两掌缓缓上举，至头顶上方伸展；目视前上方。两掌以腕为轴外展，指尖朝外；脚跟缓缓提起；目视前下方。脚跟下落，两掌内合下按，指尖相对，沿体前落至胸前翻掌；两肩外展，中指点按大包穴；目视前方。最后两手经体侧落下，自然垂落于身体两侧；目视前方。

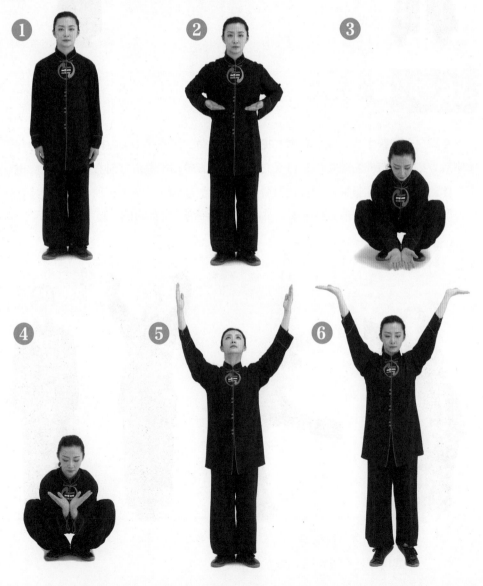

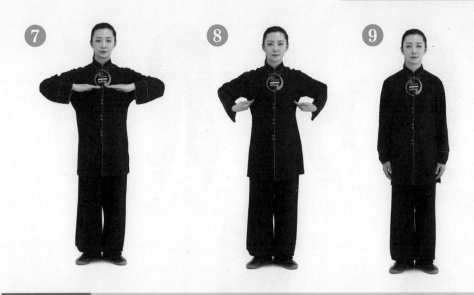

9.7 第五式 鸟伸

　　两脚以脚尖为轴，外展脚跟，开步站立，两脚间距约与肩等宽；两臂内旋，以腰带动两臂由内向外摆动；双腿屈膝，下蹲，同时两臂向腹前收回，掌心向上，目视前方。两臂外旋，以腰带动两臂由内向外再摆动，上体后仰幅度逐渐加大。身体前俯，上体与地面平行，两手按于体前；抬头，目视前方。下颌向内回收，由腰椎、胸椎、颈椎节节蠕动伸展，两手随动作前摆下按；随即抬头目视前方。身体直立，两手自然垂落于身体两侧；目视前方。

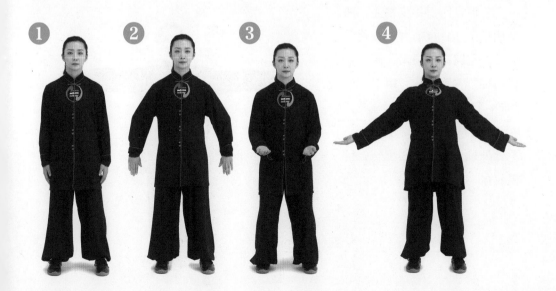

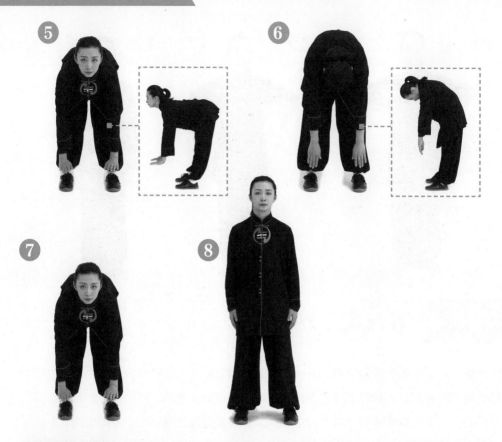

9.8　第六式　引腹

左脚收回，并步站立，两臂侧平举；目视前方。右腿微屈膝，左髋向左顶出，同时左臂内旋，右臂外旋，两手掌心翻转；目视前方。左腿微屈膝，右髋向右顶出，同时右臂内旋，左臂外旋，两手掌心翻转；目视前方。

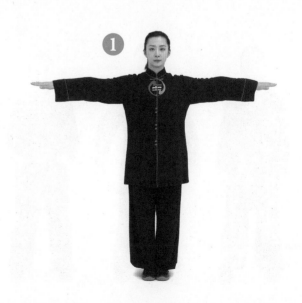

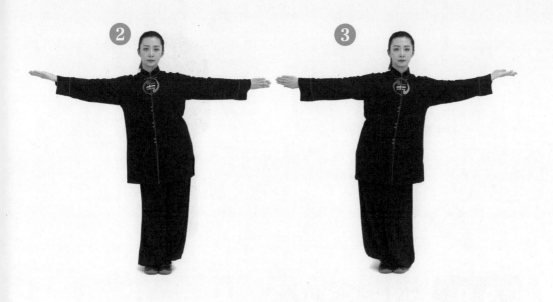

　　然后左臂由体侧向上画弧，经头顶上方下落至胸前，右手下落，经体前向上旋伸；两手在胸前交叉，左手在外，右手在内。右手继续旋伸，在头顶右上方翻掌，掌指朝左，掌心向上；左手外旋下落至左胯旁，向下按掌，掌心向下，掌指朝前；同时髋部左顶；目视左前方。右式与左式动作、次数相同，唯方向相反。

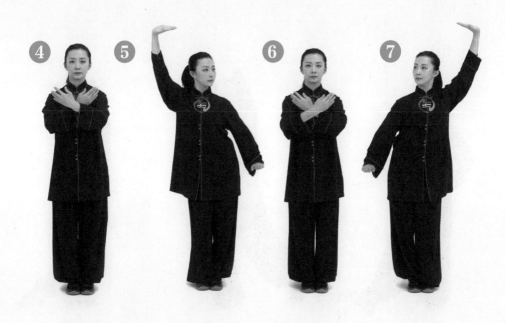

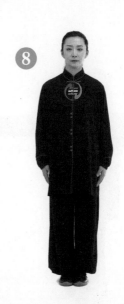

最后左手经体侧向外画弧下
落，两手自然垂落于身体两侧；
并步站立，目视前方。

9.9　第七式　鸥视

身体左转，右腿屈膝，左脚向左前方上步；两臂内旋摩两肋。两臂经体侧向外画弧
上举，同时左腿微屈，右脚缓慢前踢，脚面绷直。上体直立，百会上顶；两肩后拉；头
前探，同时勾脚尖；目视前方。右脚回落，左脚收回，并步站立；两臂经身体两侧下落；
目视前方。

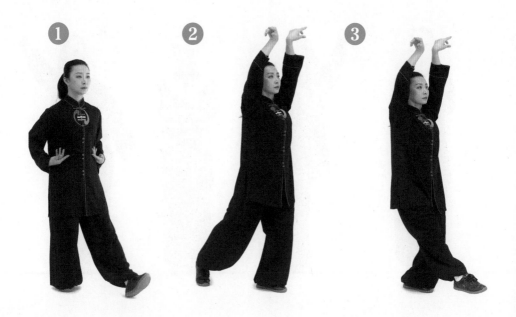

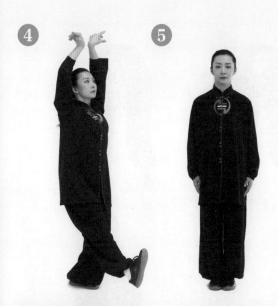

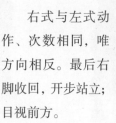

右式与左式动作、次数相同，唯方向相反。最后右脚收回，开步站立；目视前方。

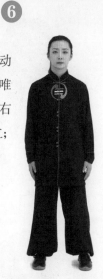

9.10 第八式 引腰

两手提至腹前，沿带脉两侧分开，摩运至身后；两手抵住腰眼，四指用力前推，同时身体后仰；目视前方。两手沿身体腰部向下摩运至臀部；身体前俯，两掌继续向下摩运，经脚两侧垂落于脚尖；目视前下方。转腰同时左肩上提，带动左手上提；同时头左转，目视左侧方。转腰落左肩，落左手；同时头转正，目视前下方。上体直立，两手内旋，掌背相对，沿体中线上提至约与肩平；目视前方。

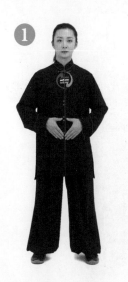

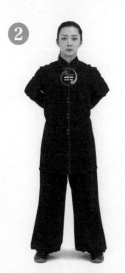

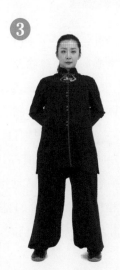

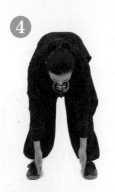

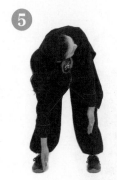

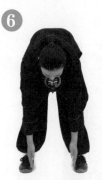

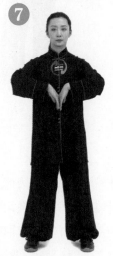

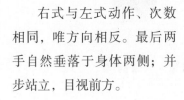

右式与左式动作、次数相同，唯方向相反。最后两手自然垂落于身体两侧；并步站立，目视前方。

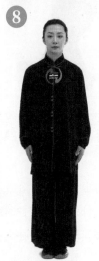

9.11 第九式 雁飞

两臂侧平举，掌心向下；目视前方。左手转掌心向上，徐徐上举，与体侧成135°夹角，同时右臂缓缓下落；目视左手。身体屈膝半蹲，左髋向左侧顶出，两臂成一条直线。保持身体姿势不变，唯头由左向右转动；目视右手。两腿伸直，两臂侧平举。右式与左式动作、次数相同，唯方向相反。最后两手自然垂落于身体两侧；并步站立，目视前方。

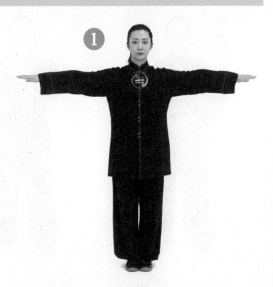

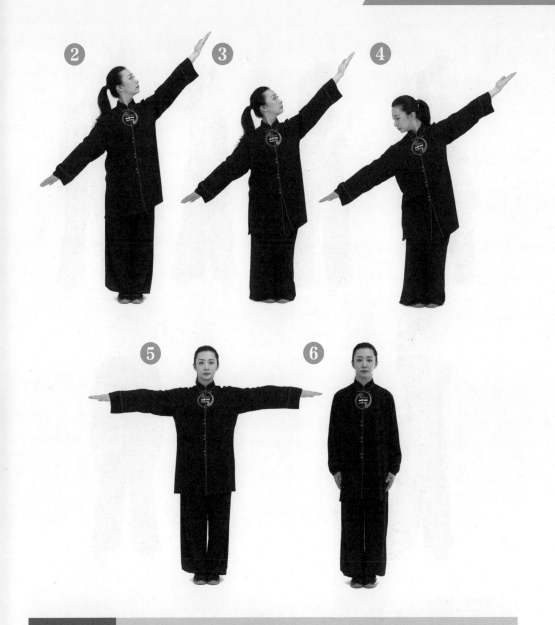

9.12 第十式 鹤舞

　　两膝蹲屈，左腿向左侧开步，身体微右转，随之两腿直立，两臂前后上举，掌心向下，与肩同高；目视前方。屈膝下蹲，两掌随之缓缓向下按推；两腿再直立；目视右侧。身体继续右转，屈肘收掌，屈膝下蹲，缓缓向外按推；两腿再直立；目视后方。两臂自然垂落于身体两侧，身体转正；目视前方。

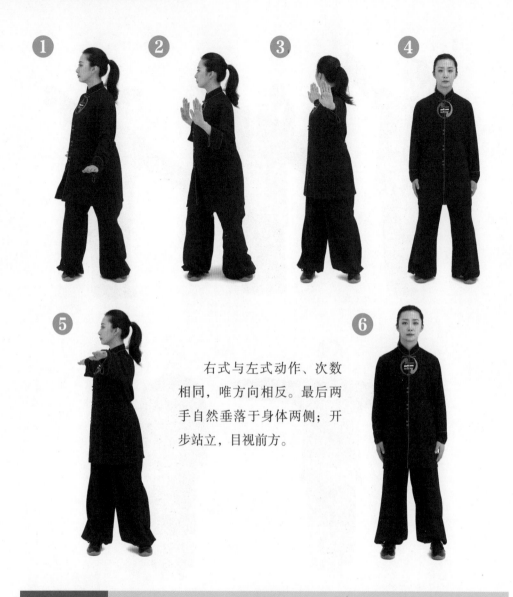

右式与左式动作、次数相同，唯方向相反。最后两手自然垂落于身体两侧；开步站立，目视前方。

9.13　第十一式　仰呼

　　两掌心相对，缓缓上举至头顶；目视前上方。两臂两侧分落，上体微前倾，缩项，挺胸，塌腰，目视前上方。头转正，两臂外展。两手翻掌下落至身体两侧；两脚跟缓缓提起，同时双手上提至腰部两侧，目视前方。两手沿体侧摩运，同时屈膝下蹲，两脚跟缓落；目视前下方。最后两手自然垂落于身体两侧；开步站立，目视前方。

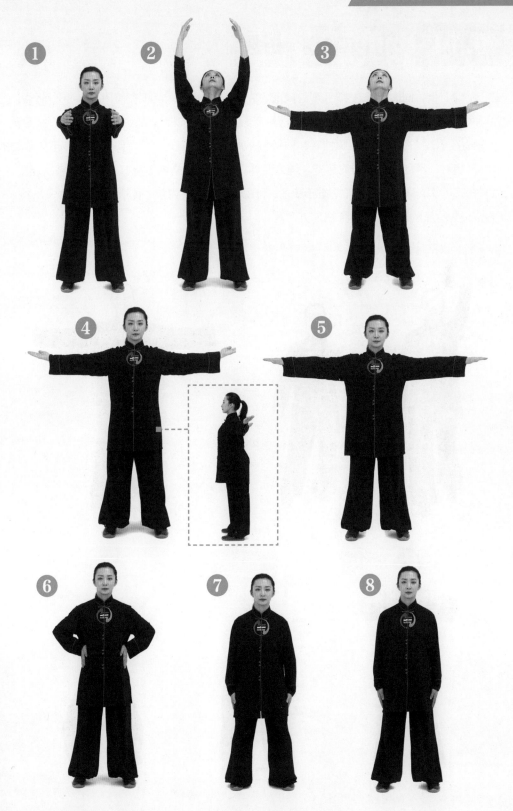

9.14 第十二式 折阴

　　左脚上步，同时右手上举且掌心向前，左手掌心向后，位于左髋附近；重心前移，右脚跟提起，目视前方。右臂外旋，下落；重心后移，右脚踏实，左脚尖上翘，后撤至与右脚平行，目视前方。两膝伸直，两臂侧平举，掌心向上，而后向前拢气，至体前转掌心斜相对，掌指向前，与肩等宽。随之身体前屈，转掌指向下拢气；目视两掌。屈膝，两掌托气上举，身体缓缓直立，举于腹前；目视前方。两臂内旋，转掌心向下，两掌下按，两臂自然垂落于身体两侧；目视前方。

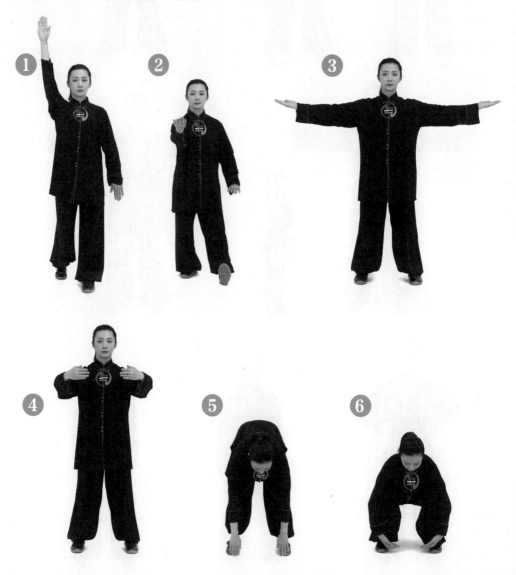

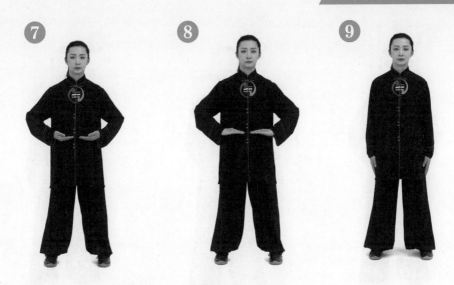

右式与左式动作、次数相同，唯方向相反。

9.15 收势

两臂内旋，两掌分别向两侧摆起，约与髋同高，掌心向后；目视前方。两臂外旋，向前合抱于胸前呈抱球状，掌心向内，掌指间距离约为 10 厘米。两掌外旋以后继续内收，转掌心向上；两肩外展，两掌内旋，摩肋；目视前方。最后两手虎口交叉相握，抚于肚脐；目视前方。两手松开，沿带脉分开至腰侧下按，自然垂落于身体两侧；并步站立；目视前方。

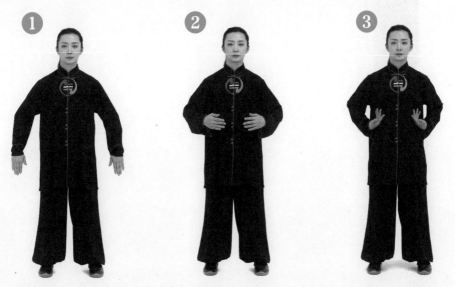

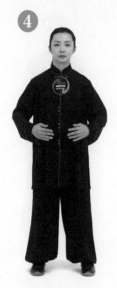

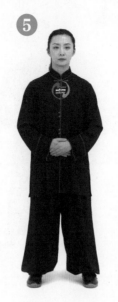

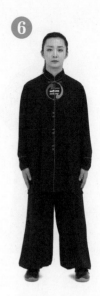

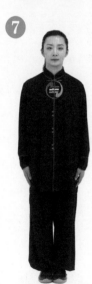

第十章
健身气功·十二段锦

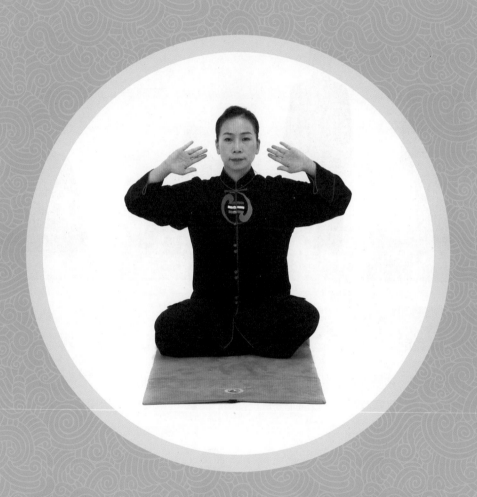

习练十二段锦应达到以下要求：（1）意形相随，动息结合；（2）动静相间，形神共养；（3）强调伸展，注重按摩；（4）盘坐端庄，练养相兼；（5）畅通任督，气运自然。

扫码看视频

10.1 预备势

并步站立，两臂垂于体侧，身体中正，目视前方；左脚后撤，前脚掌着地；屈膝下蹲，五指撑地，目视前下方；右脚插至左小腿左下；重心左移，正身盘坐，两掌扶于两膝内侧，目视前方。

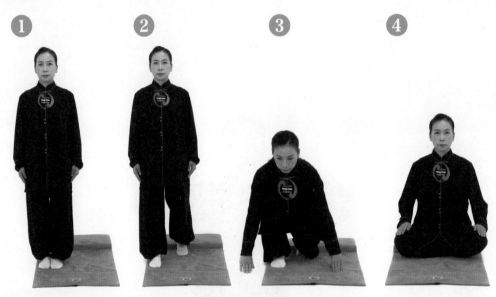

10.2 第一式　冥心握固

指尖引领，两臂伸展、外旋上举至斜上方，抬头，目视前上方；下颌内收，两臂内旋落至前平举，与肩同宽，掌心向下，目视前方；两掌下按，握固，置于两膝内侧，闭目，静坐片刻。

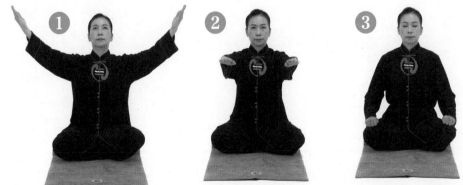

10.3　　第二式　叩齿鸣鼓

　　两拳变掌经腰间，两臂内旋向体侧平举至约与肩同高，两臂外旋，掌心向前，目视前方；屈肘，两掌变通天指，中指掩实耳孔，叩齿，目视前下方；两中指拔耳；手心按实耳孔，十指扶贴后脑，两手食指轻按于两手中指上，向下弹击后脑；拔耳，两手前伸按于腹前，掌心向下，目视前方。

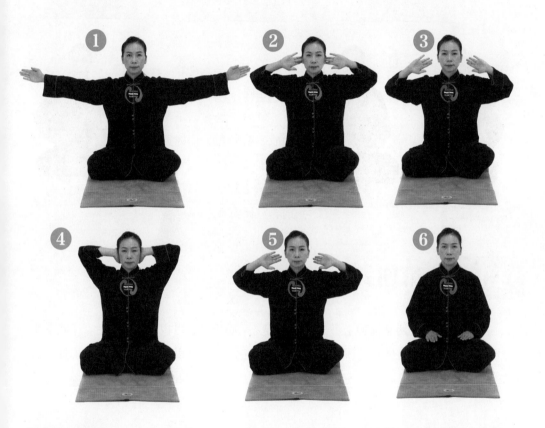

10.4　　第三式　微撼天柱

　　上体左转，同时两臂内旋成侧平举，掌心向后，目视左掌；上体向右转正，同时两臂外旋，体前合抱，左上右下，掌心相对，目视前方；左掌下按，两掌合于腹前；头向左转，同时两掌右移至右大腿内侧，目视左侧；左掌根压右掌，同时抬头向上，目视左上方；下颌内收，随之转正，同时两掌移至脐下。

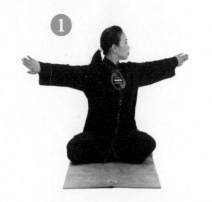
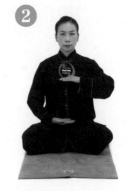
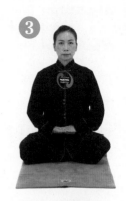

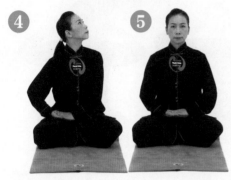
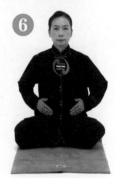

右式与左式动作、次数相同，唯方向相反。

最后一动时，下颌内收，头转正，同时两掌稍右移，随之旋臂撤肘收掌于腰侧，指尖向前，目视前方。

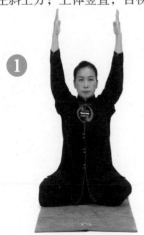

10.5 第四式 掌抱昆仑

两肩后展，随之两掌前伸上举，两臂平行，掌心相对，目视前方；屈肘，十指交叉抱于脑后，两肘左右打开；上体左转 45°，目视左前方；两掌抱头不动，上体右倾，目视左斜上方；上体竖直，目视左前方；上体转正，目视前方。

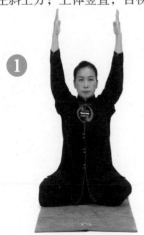
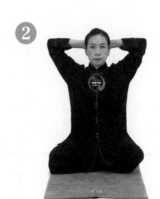
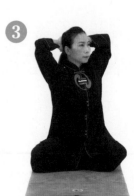

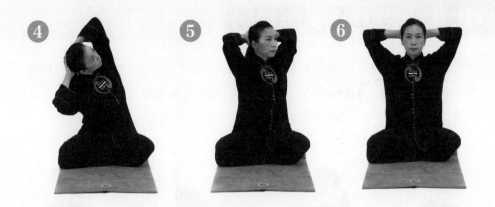

右式与左式动作、次数相同，唯方向相反。

然后，抬头向上，目视前上方；两肘前合，下颌内收，两掌抱头下按，目视腹部；两掌分开贴两颊下移，掌根上托，目视上方；下颌内收，颈部竖直，两掌下按至腹前，随之臂外旋，收掌于腰间，指尖相对，目视前方；掌变拳抱于腰间，目视前方。

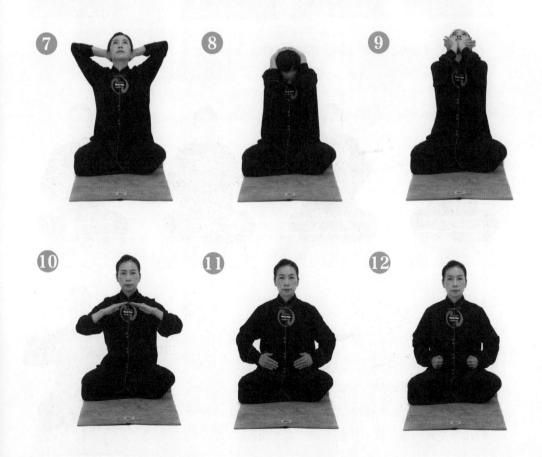

10.6 第五式 摇转辘轳

撤肘摩腰，拳置于腰后，拳心向后，目视前方；上体左转约45°，同时左拳屈腕上提于左肩前，目视左拳；上体右转，随之向左侧倾，同时左腕坐腕向左前方伸展，肘微屈，目视左拳；然后身体转正，左拳收至腰后，拳心向后，目视前方。

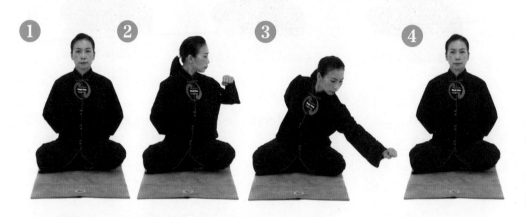

右式与左式动作、次数相同，唯方向相反。

接着，展肩、提肩、合肩、沉肩，目视前下方；然后还原，正身端坐。

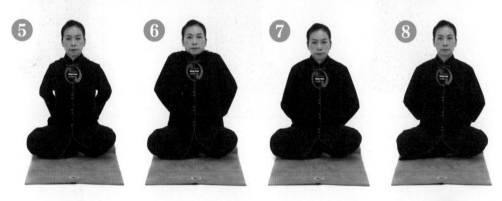

反方向绕肩，动作、次数相同；结束后，还原，正身端坐。

两拳变掌，指尖向下，虎口贴肋上提至肩上，沉肩坠肘，目视前方；两手不动，上体左转，右臂前摆，左臂后摆；上体向右转正，两臂继续上摆，肘尖向上；上体继续右转，左臂前摆，右臂后摆；上体向左转正，两臂下落，肘尖向下。

右式与左式动作、次数相同，唯方向相反。

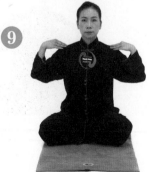

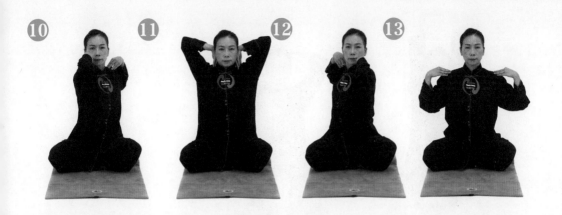

10.7 第六式 托天按顶

肘上提至肩平，目视前方；虎口贴肋，两手下插至髋关节处；两臂外旋，两掌心贴大腿外侧移至膝关节处向上托膝；右腿前伸，膝关节微屈，目视右脚；左脚前伸，两腿伸直，脚尖向上，同时两手扶于膝上，目视脚尖；两臂外旋，两掌收至腹前，掌心向上，指尖相对，随之十指交叉；两掌上托，至胸部旋臂翻掌，继续上托至头顶上方，同时挺膝绷脚；松肩屈肘，旋掌心向下落，稍用力按压头顶，同时两脚尖向上勾紧。

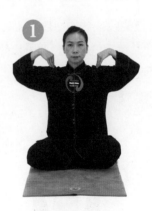

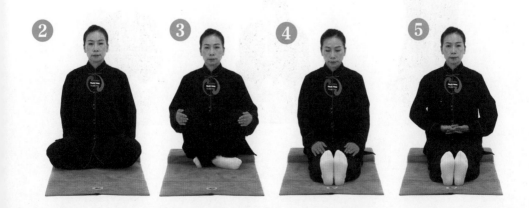

127

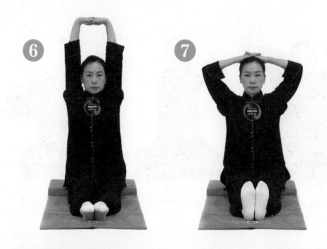

10.8 第七式 俯身攀足

　　两臂上举，掌心相对，松踝，目视前方；上体前俯，两手前伸抓握脚掌，拇指压于脚面，目视脚尖；两手回扳，勾脚尖，抬头塌腰，目视上方；下颌内收，抻拉脖颈，目视膝关节；上体立起，竖颈，两手松开，掌心向下，沿腿回收，目视前方；上体前俯，两手画弧分别搬握两脚掌经膝外侧至大腿下方，两掌收于大腿根部。

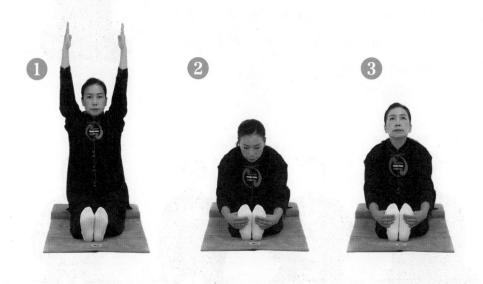

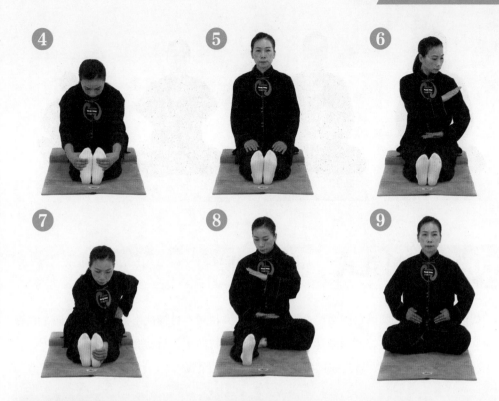

10.9 第八式 背摩精门

上体前俯，两掌后伸，掌心向上，目视前下方；两臂体侧平摆，掌心向上，目视前下方；身体直立，两臂外旋前摆，体前平举，掌心向下，目视前方；上动不停，胸前合掌，指尖向上，目视前下方；两掌贴紧，拧转落于腹前，左手在上；两掌合紧稍抬，继续拧转，落于腹前，最后右手在上。然后两掌分开，贴腹部向后摩运至后腰处，转手指向下，目视前下方；两掌贴紧后腰，上下摩运。

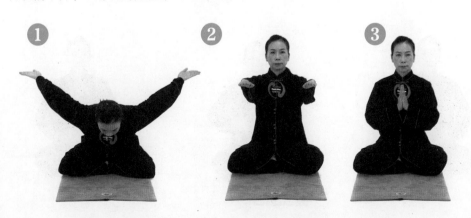

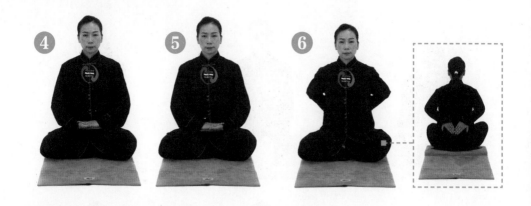

10.10 第九式 前抚脘腹

提肘转掌，指尖朝前，两掌摩运至乳下，指尖相对，目视前下方；转指尖向下，摩运至腹；转指尖斜相对，两掌摩运至腰侧；转指尖斜向下，沿胁肋向上摩运至乳下，转指尖相对；最后一动时，转指尖向下，两掌向下摩运至腹。

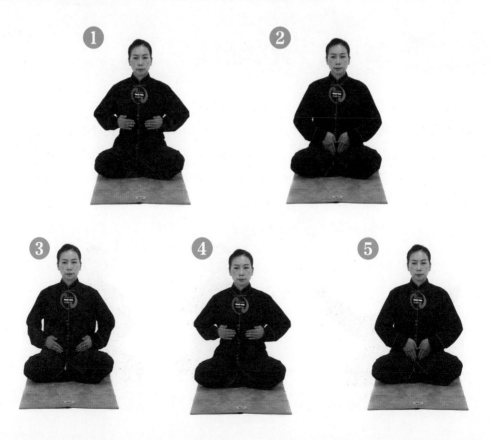

接着反方向摩运。最后一动时，两掌置于腰侧，指尖相对。

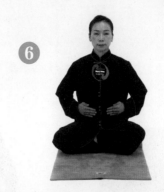

10.11 第十式 温煦脐轮

两掌摩运至肚脐处相叠，左掌在里，闭目，意守肚脐；两眼睁开，两掌摩腹；目视前下方。

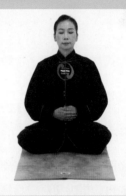

10.12 第十一式 摇身晃海

两掌分开，扶于膝上，目视前方；闭目，上体左倾顺时针绕环，结束后继续绕至体前，立身端坐。

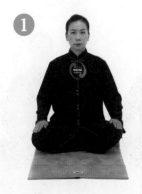
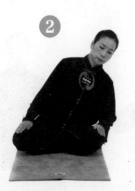
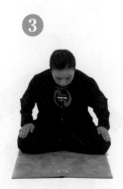

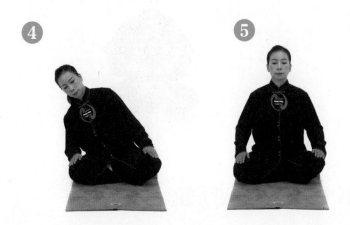

右式与左式动作、次数相同，唯方向相反。

10.13 第十二式　鼓漱吞津

撤肘，两臂内旋体侧外展，掌心向后，目视前下方；两臂外旋，两掌于腹前合抱，掌心向内，指尖相对，目视前下方；两掌回收握固，置于大腿根部，拳眼向上，目视前下方；唇口轻闭，舌尖在齿内外绕转，然后鼓漱，目视前下方。

两臂外旋，两拳变掌上举至胸前；两臂内旋上举，掌心向外，目视前方；两臂外旋，两手握固，拳心相对；两拳下拉，同时吞咽口中津液，拳落大腿根部，拳眼向上，收至腰间，目视前下方。

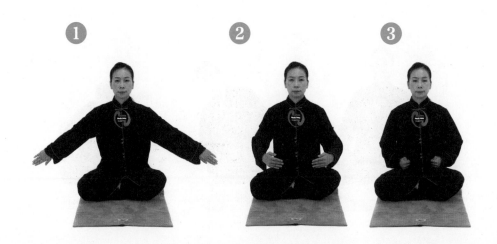

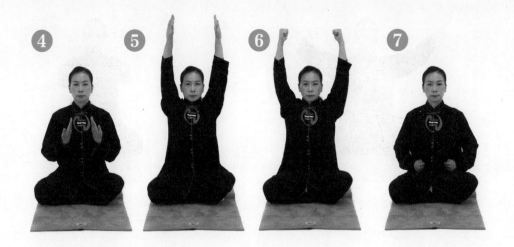

10.14 收势

　　吸气、展肩、扩胸，随之略闭气，两臂上抬前捧，左臂在内，胸前搭腕，拳心向内；两拳变掌，落于膝上，掌心向上，目视前方；两掌向斜上方托起，随之抬头，目视前上方；下颌内收，两臂内旋前伸，合落至肩高，与胸同宽，掌心向下；两掌体前下按，扶于膝关节内侧，目视前方；两掌腿侧滑落，十指撑地；十指与两脚撑地，上体前俯；起身，随之右脚右前上步，两掌垂于体侧；左脚迈至右脚处，并步站立，目视前方。

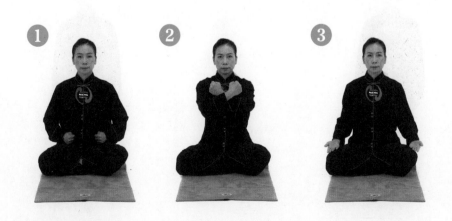

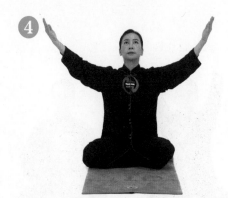

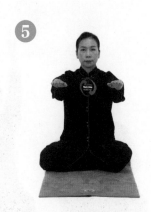

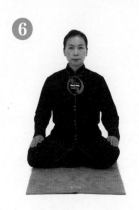

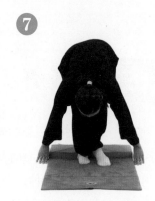

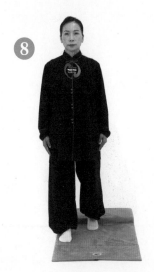

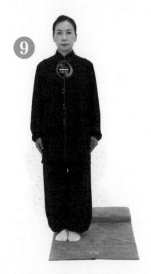

第十一章
健身气功·导引养生功
十二法

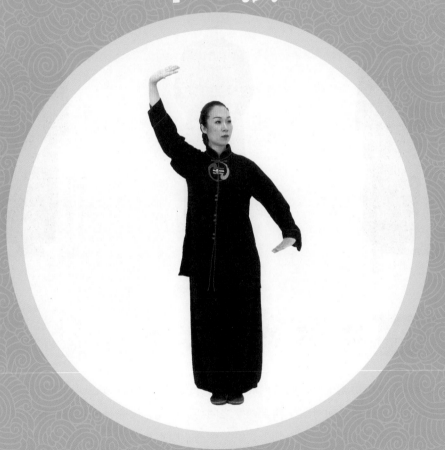

习练导引养生功十二法应达到以下要求：（1）功走圆道，天人合一；（2）逢动必旋，工于梢节；（3）意形结合，意如清流；（4）动息相随，动缓息长；（5）健内助外，命意腰际。

扫码看视频

11.1　预备势

并步站立，两眼轻闭或平视前方，舌抵上颚，上下牙齿相合；两手相叠于丹田，男女均左手在里。默念练功口诀：夜阑人静万虑抛，意守丹田封七窍；呼吸徐缓搭鹊桥，身轻如燕飘云霄。口诀念毕，两手垂于体侧，平视前方。

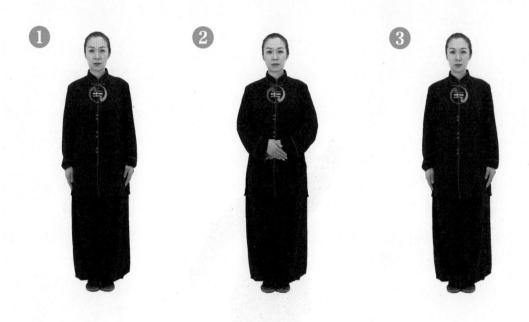

11.2　第一式　乾元启运

左脚向左开步稍宽于肩，两臂内旋向左右分摆至与肩平，掌心朝后，眼看左掌；两臂外旋使掌心朝下后，向身前平摆至两掌之间与肩同宽，眼兼视两掌。屈膝下蹲，同时两肘回收下沉至手与脐平，掌心朝下，掌指朝前，眼平视前方。两腿伸直，同时两臂内旋向左右分摆至与肩平，掌心朝后，眼看右掌；重心移于右脚，同时两臂外旋使掌心朝下并向身前平摆至两掌与肩同宽，眼兼视两掌。左脚向右脚并拢，两腿伸直，两掌下按至与脐平后垂于体侧，并步站立，眼平视前方。

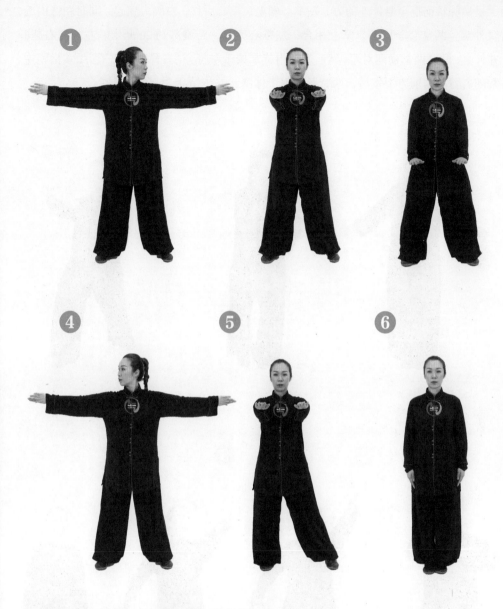

右式与左式动作、次数相同，唯方向相反。

11.3　第二式　双鱼悬阁

　　身体左转，同时两臂内旋并向左右分摆至掌低于肩，两臂伸直，掌心朝后，眼平视前方；身体右转，重心移于右脚并半蹲，左脚配合成丁步，同时右掌外旋收于右小腹前，掌心朝上，右掌下落于左腕处呈切脉状。身体左转，左脚向左前方上步，由虚步变弓步，两手呈切脉状前摆至身体左前方，左掌心朝上；重心后移，左脚尖翘起，同时左臂内旋，右臂外旋，两掌叠于胸前，掌心相合，左掌心朝外，距胸部约 20 厘米。左腿向右腿并拢并伸直，同时两掌横向对摩，然后左臂内旋掌按于左胯旁，右臂内旋架于头，掌指朝左。右掌随右臂向右前方下按后，两臂分别垂于体侧，并步站立。

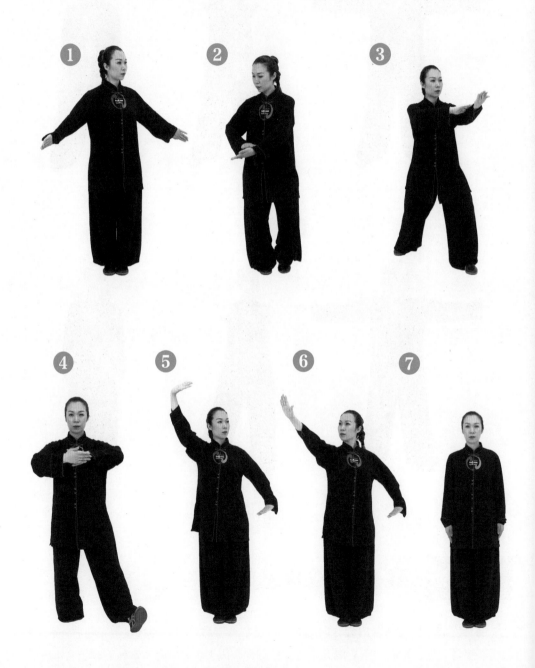

右式与左式动作、次数相同，唯方向相反。

11.4　第三式　老骥伏枥

　　左脚向左开步，两腿伸直，两臂外旋摆至与肩平，掌心朝上；两掌握拳，收于胸前，肘尖下垂，两臂紧靠，两拳与下颌齐平。两拳变掌向前上方伸出后自然伸直，掌距稍宽于肩；两腿下蹲成马步，两掌商商相接，分别从体侧向身后勾挂。

　　双钩变掌置于腹前，掌背相靠，掌指向下；两掌关节依次卷屈并弹甲，同时两腿伸直；两掌左右分开于体侧。右腿半蹲，左脚向右脚并拢，两腿伸直成并步站立式。

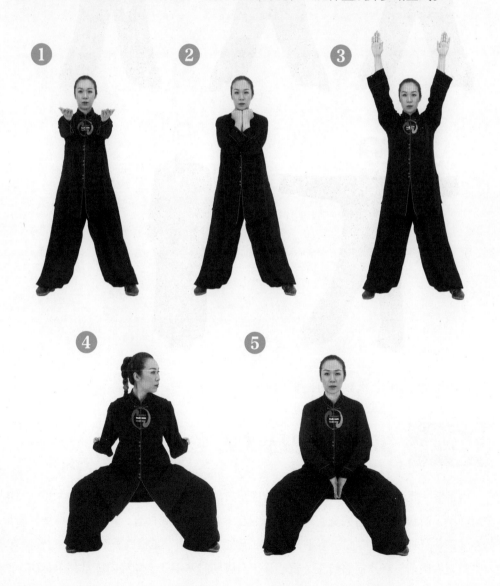

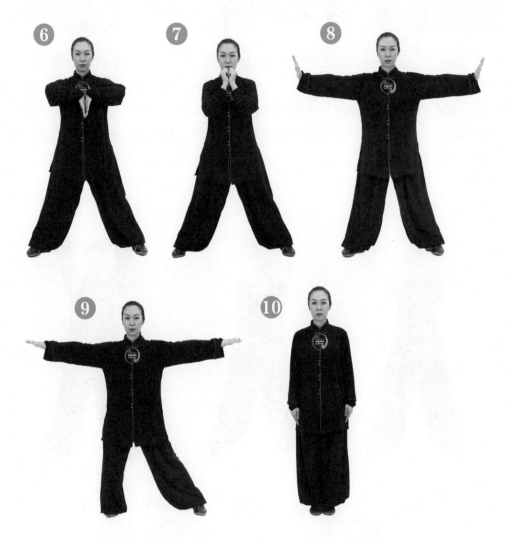

右式与左式动作、次数相同，唯方向相反。

11.5　第四式　纪昌贯虱

　　两手握拳收于腰间，而后变掌坐腕前推至自然伸直，同时左脚向左开一大步。两臂与肩齐平，两掌间距与肩同宽。身体左转，左腿屈膝，右腿伸直，两手先轻握拳，随身体左转平移至身后，左臂高于肩平，右肘屈于左胸前；两拳紧握，手抠劳宫，左臂伸直，右拳拉至右胸前。身体向右转正，重心移于右脚同时两拳变掌顺势内旋平移至身前。两臂伸直，高与肩平，掌心朝下。左脚向右脚并拢，两腿逐渐伸直，两掌下落后握拳于腰间。

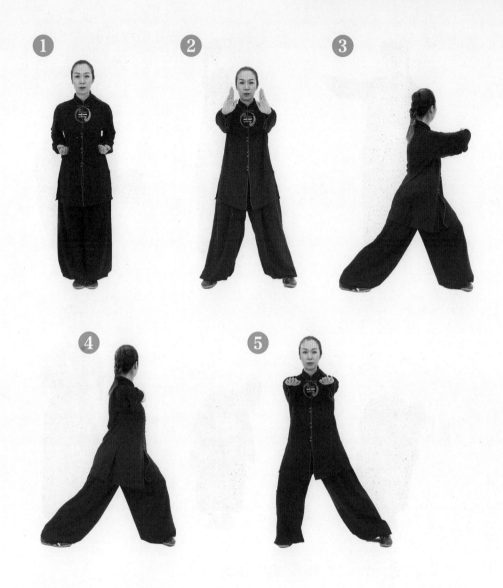

右式与左式动作、次数相同，唯方向相反。

11.6 第五式 躬身掸靴

身体左转，左拳变掌内旋后上举；左臂外旋，同时身体右转，左臂顺势摆至身体右前上方；左掌落于右肩前，屈肘翘指。上体右屈，同时左掌外旋沿右腿摩运下行至脚踝；身体向左转正，左掌经脚面摩运至左脚外踝处，呈掸靴状。左臂外旋握拳并向上提起至左膝关节处。上体直立，左拳收于腰侧。

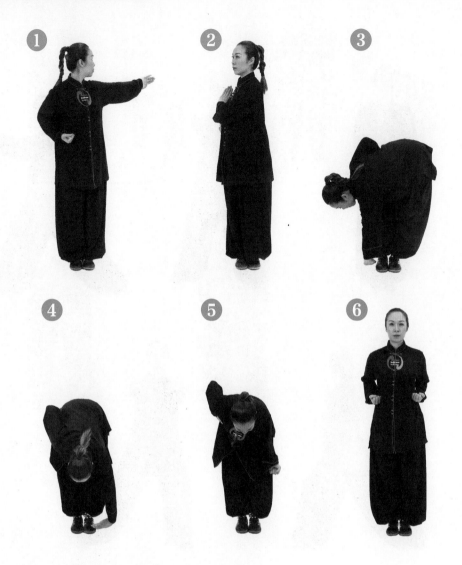

右式与左式动作、次数相同，唯方向相反。

11.7 第六式 犀牛望月

左脚向左开一大步，两拳变掌，内旋后撑；重心移至左脚，右腿伸直，两臂坐腕后摆。右腿外蹬伸直，上体左转，同时两掌分别从两侧摆起，停于头的前上方，两臂均成弧形，掌心朝上，掌指相对。身体向右转正，重心移至右脚，同时两臂外旋摆至胸前，掌心朝上，掌指朝前，两掌间距与肩同宽。左脚向右脚并拢，两腿伸直，两手握拳收于腰间，拳心朝上。

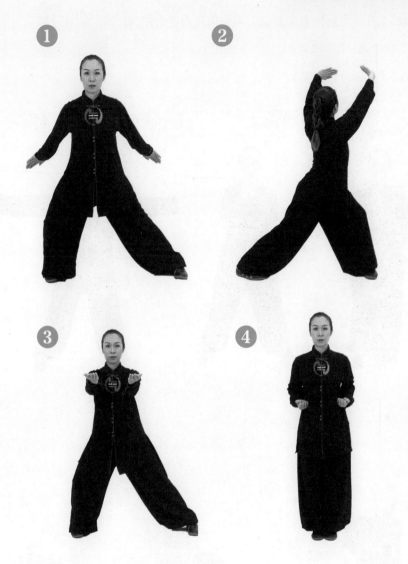

右式与左式动作、次数相同，唯方向相反。

11.8 第七式 芙蓉出水

右腿稍屈，左脚跟提起，两掌背相靠于腹前，掌指朝下；左脚向左开步，两腿伸直，同时两掌关节依次卷屈并弹甲；随后变掌，左右分开于体侧，高与肩平，掌心朝上。身体左转，左臂内旋屈肘握拳，右臂内旋握拳平摆至身体左前方，拳心均朝下；随后右脚向左后方插步呈盘根步，同时右脚落于左胯旁，右拳随身体右转而内旋回屈收于右胸前，拳心朝前。两拳变掌，掌根相靠，上托于胸前，呈莲荷开放状；右脚向右开步，两腿伸直，同时两掌继续上托。左脚向右脚并拢，两腿由屈曲变为伸直；同时两掌分别左右下垂落于体侧。

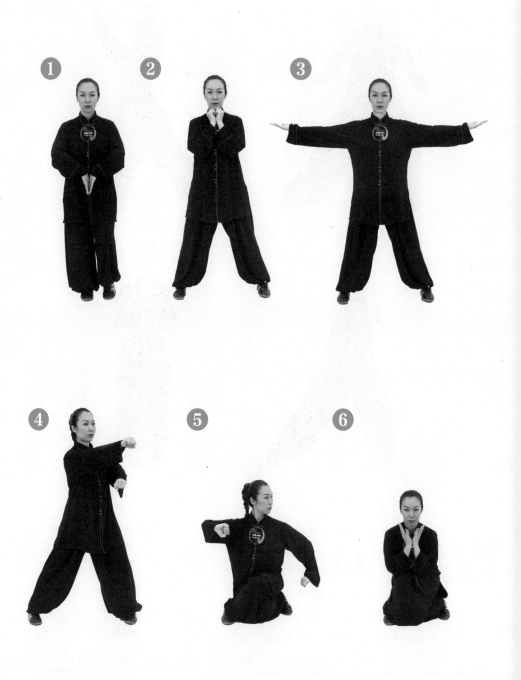

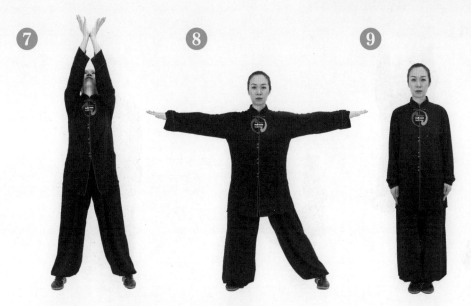

右式与左式动作、次数相同，唯方向相反。

11.9　第八式　金鸡报晓

两腿脚跟提起，同时两掌变钩手向两侧摆起，腕与肩平，眼看左钩手。脚跟落地，两腿下蹲，两钩手变掌下按于体侧，掌指朝外。右腿伸直，左腿屈膝后伸，脚底朝上，同时两臂内旋画弧至腹前，直臂向上过程中两掌变钩手，提至头前侧上方钩尖朝下，身体呈反弓。左脚下落与右脚并拢，同时两钩手变掌下按垂于体侧，两腿逐渐伸直。

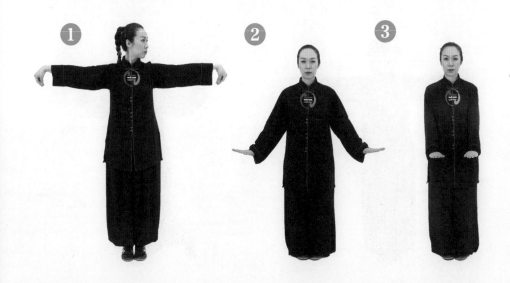

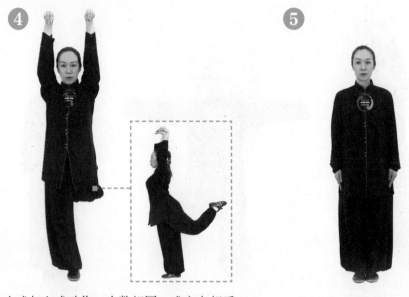

右式与左式动作、次数相同，唯方向相反。

11.10 第九式 平沙落雁

两臂分别从两侧画弧，摆至与肩平后自然伸直，掌心朝下；左脚向右后方插步，同时两臂分别下沉呈弧形回收，掌大致高与肩平。两腿下蹲呈盘根步，两臂坐腕侧平推至自然伸直，手腕与肩平，掌心朝外，掌指朝上。两腿稍起，两臂向两侧自然伸直，掌心朝下，掌大致高与肩平。左脚向右脚并拢，两腿伸直，两掌垂于体侧。

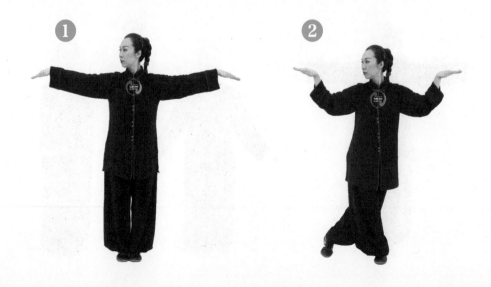

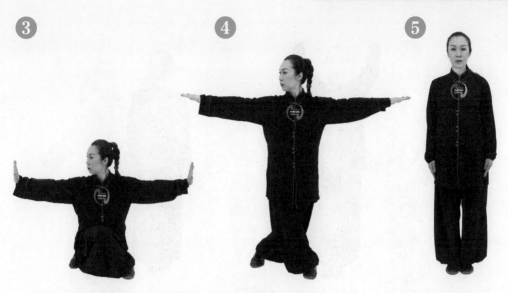

右式与左式动作、次数相同，唯方向相反。

11.11 第十式 云端白鹤

脚趾上翘，两合谷随两臂沿体侧向上摩运至大包穴；随后以合谷为轴旋转使掌指朝后。脚趾抓地，两腿微屈，同时掌背挤压大包穴后叠于胸前，两臂屈肘，掌指朝里；两腿继续下蹲，两掌叠腕卷指后左右分摆至两臂自然伸直，约高与肩平，掌心朝前。两腿伸直，脚跟提起，两臂内旋分摆至身体前上方，抖腕亮掌，两臂呈弧形。脚跟落地，两掌垂于体侧，呈并步站立。

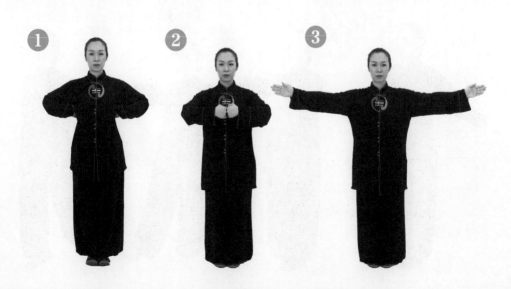

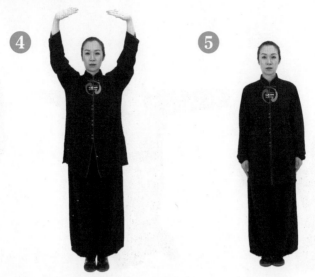

右式与左式动作、次数相同，唯方向相反。

11.12 第十一式 凤凰来仪

　　身体左转45°，同时两臂先内旋侧举，后外旋前摆至与肩平，两掌间距离与肩同宽，掌心朝上。右腿半蹲，左脚上步成虚步，继而重心移到左脚，右脚跟提起，两腿伸直；同时，两臂内旋向身后勾挂。

　　左脚尖翘起，重心移至右脚，身体转正，两勾手变掌交叉于胸前，左掌在里，掌心朝里；两掌内旋后向两侧分开，两臂自然伸直，高与肩平，掌指朝上。左脚向右脚并拢后逐渐伸直，两掌垂于体侧呈并步站立。

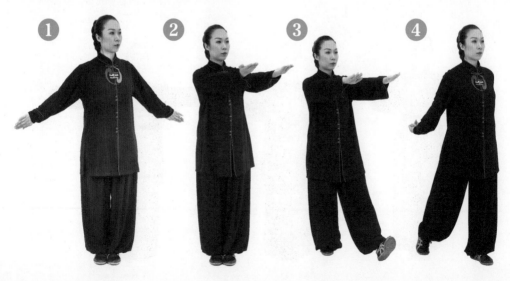

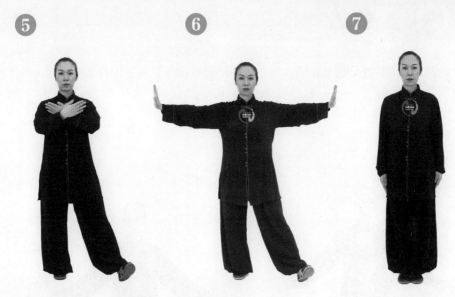

右式与左式动作、次数相同，唯方向相反。

11.13　第十二式　气息归元

两臂伸直内旋；后外旋摆至体侧，夹角约为 60°。两掌内收回抱于小腹前，掌指相对，两腿下蹲。最后，两腿自然伸直，两掌回抱叠于关元，男性左手在里，女性右手在里，目光平视。

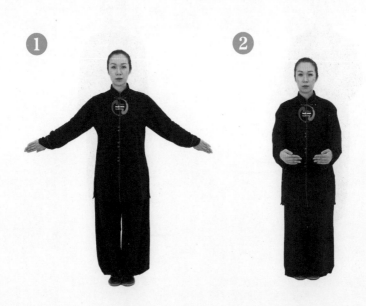

149

11.14 收势

两臂先内旋后外旋摆至体侧，与上体夹角约为60°。两掌内收叠于关元（男性左手在里，女性相反）；搅海吞津，然后两掌垂于体侧。

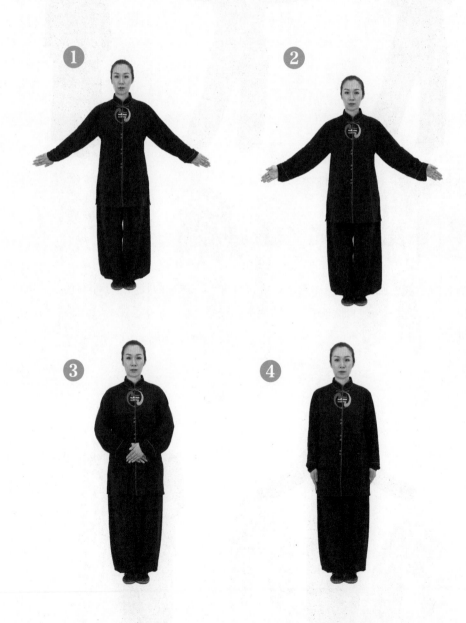

第十二章
健身气功·太极养生杖

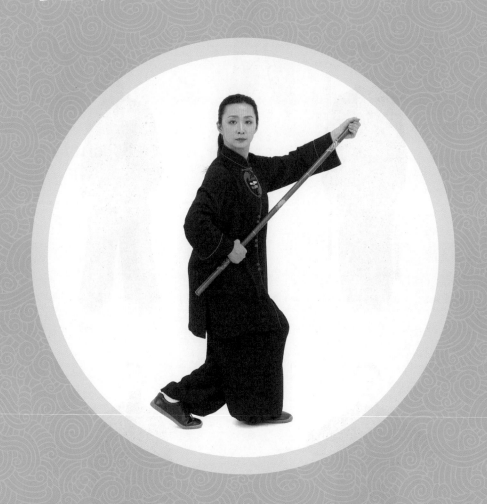

习练太极养生杖应达到以下要求：（1）以杖导引，圆转流畅；（2）腰为轴枢，身械协调；（3）按摩行杖，融为一体；（4）心随境转，气韵生动。

12.1 预备势

　　并步站立，身体正直，全身放松，左手持杖的下 1/3 处，两臂垂于体侧；左脚开步，约与肩同宽，左手持杖抬起，右手腹前接握杖，左手滑杖，两手水平环握杖与肩同宽；轻贴腹部卷杖上提至两乳下，沿腹向下摩运至两臂自然伸直。

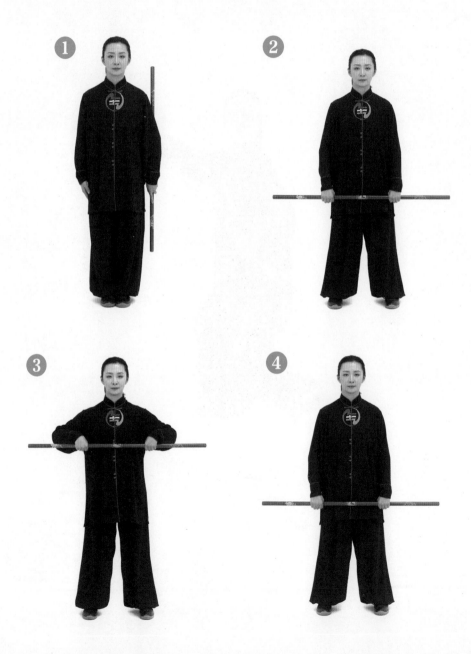

12.2 第一式 艄公摇橹

　　两腿下蹲，左脚向左前方上步，身体左转，两手卷杖至两乳下；重心前移成左弓步，同时，两手夹杖弧形摇杖至与腰同高；目视杖的方向；重心后移，右腿屈蹲，左腿伸直，足跟着地；腰右转至身体转正，两手环握杖画弧至腹前；两手卷杖提至两乳下，收左脚与右脚并拢；两腿伸直，同时两手向前摇转杖画弧落至腹前。

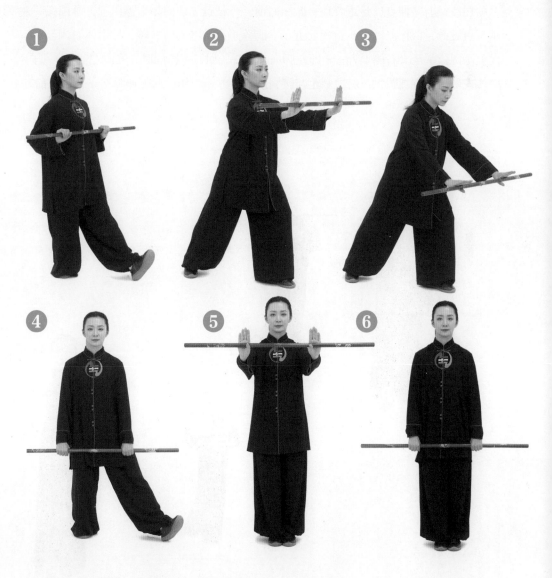

　　右式与左式动作、次数相同，唯方向相反。

12.3 第二式 轻舟缓行

　　两腿屈膝，左脚上步，足跟着地；腰右转，两手环握杖由体右侧画圆弧举至头右侧上方，然后右手指舒伸，手心贴杖，外旋手腕环握；随即重心前移，两膝伸直，左脚落平，右脚尖点地；腰向左前转，杖向前、向体左侧后下方画圆弧，右手画至左腰侧，似撑船动作；重心后移，右腿屈蹲，左腿伸直；同时，腰继续左转，杖由体左侧向上画圆弧举至头左侧上方；然后右手指舒伸，手心贴杖，内旋手腕环握；随即左脚向后一步，左腿屈蹲，右腿伸直，足跟着地；腰向右前转，杖经体前向体右侧后下方画圆弧，左手画至右腰侧，似撑船动作；目视前方；右脚落平，腰继续向右转，杖由体右侧经后下方向上画圆弧举至头右侧上方；随即左脚向前并拢，屈膝半蹲同时，腰向左前转，杖向前、向体左侧后下方画圆弧，右手画至与腰同高，似撑船动作；两腿伸膝站立，目视前方。

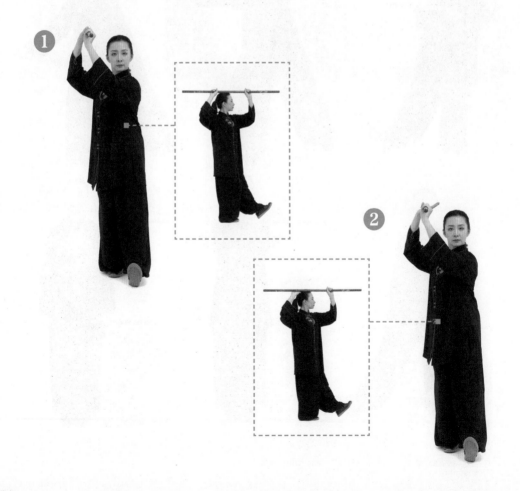

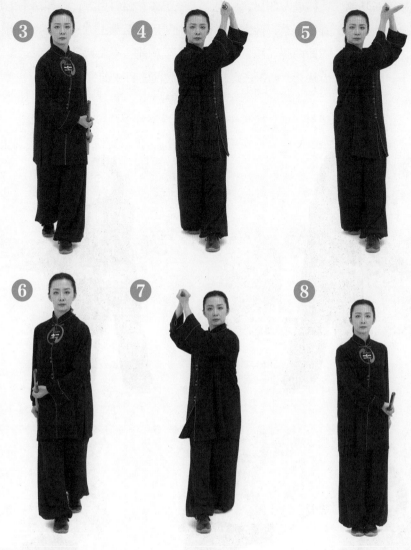

右式与左式动作、次数相同，唯方向相反。

12.4 第三式 风摆荷叶

　　左脚侧开，与肩同宽，两腿下蹲；腰由右向左前方转，两手由环握变为虎口夹持杖，手心向下，经腹向左前方画平圆；两腿伸膝自然站立；两手环握杖，卷腕，弧形收杖于腹左侧；腰右转，杖由左向右横向摩运小腹，右手引杖至右肩斜后方，左手环握杖行至右胁肋处；随即两腿屈膝半蹲；腰转正，左右两手交错画圆，右臂在上、左臂在下交叠于胸前；两腿伸膝站立；左手握杖经腰前向体左侧后方画平圆，左手约同腰高，右臂自然伸直，贴于右耳侧，上体成左侧屈，杖斜立，停于体左侧斜后方；随即两手十指自然伸直，夹持杖，稍停；身体直立，仰头，将杖向上弧形举至头上方，直腕，十指向上，两臂伸直，目视上方；随即两腿屈膝下蹲，杖下落至胸前，再由两乳向下摩运至腹，两手手心向下；收左脚并步站立，两手环握杖，置于腹前；目视前方。

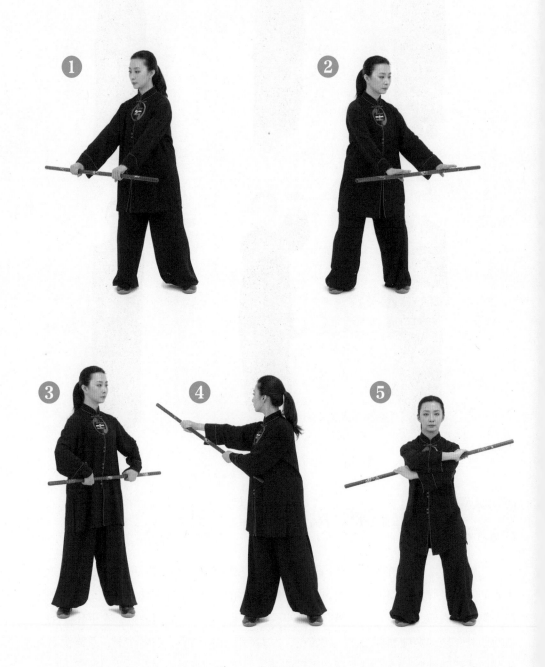

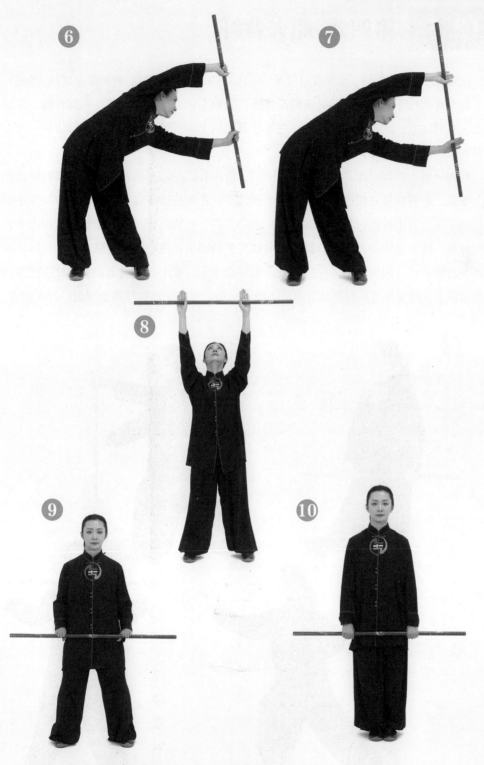

右式与左式动作、次数相同，唯方向相反。

12.5 第四式 船夫背纤

　　左脚开步，身体左转，屈膝成左弓步，同时，左手引杖端由腹前画圆弧并摩运左胁肋，左手右手环握杖停于左腰间；画圆弧至体前；目视左前方。重心右移，右脚外转，左脚内扣，自然站立；同时腰向右转正，左手环握杖向上画圆弧，右手环握杖向体后、向右下画圆弧，按压在肩上；目视前方。

　　右脚外展，左脚蹬转，成右弓步；同时，腰向右后拧转，两手环握杖随腰的转动在肩上摩运、立圆转杖并按压于肩；重心下沉，手杖左侧按压左肩；目视右后方。左手引导杖端下落，右手杖端自然向上画圆弧；重心左移，左脚外转，左腿屈膝，右脚内扣，右腿伸膝，同时身体向左转正，杖经腹向体左侧画圆弧；重心移至右腿，左腿伸膝，收左脚与右脚并拢，两腿半蹲，杖向上画圆弧举至头上，变十指尖向上，夹持杖；随即杖下落至两乳，两腿伸直，自然站立，向下摩运至腹，两手变环握杖置于腹前；目视前方。

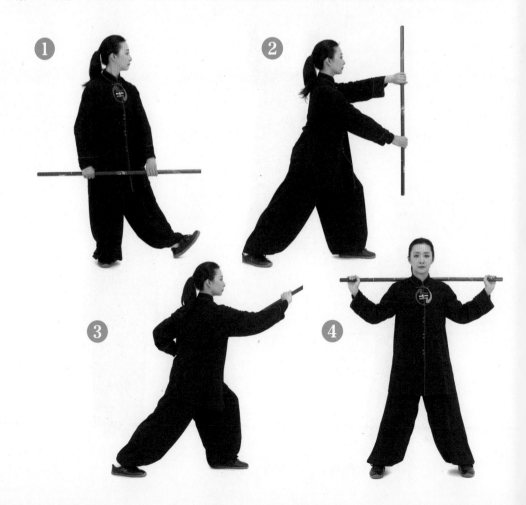

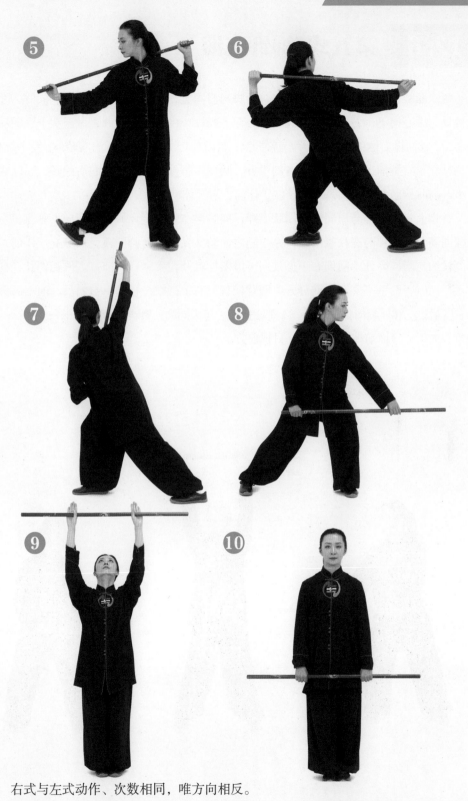

右式与左式动作、次数相同，唯方向相反。

12.6 第五式 神针定海

　　两腿屈膝，左脚侧开，重心左移，两脚与肩同宽，随即两腿自然伸直；同时，左手夹持杖，手心向下，右手腕外旋翻转手心向上托杖，由腹前画立圆，举至头上；随后两腿半蹲，杖向体右侧弧形下落，约与腰同高；目随杖走。两腿伸直；向右转体；左手旋杖，夹持杖立于右胸前，右手夹杖在右斜下方；随即左脚外展，右脚向右后蹬转，屈膝成左弓步；同时，向左转体，弧形摆杖立于体前；目视体前方。

　　右脚上步，两脚与肩同宽，屈膝半蹲；同时，左手卷旋环握，杖端向下画弧，左手与腰同高，右手稍向右杖端滑动，左手随之而动，杖端向上画圆弧，杖竖立于体前，右手握杖约与眼同高处；随即右手握杖向下滑落杖触及左手；目视前方。两腿伸膝，自然站立；同时，两手下落至腹前分开，两臂伸直，右手持杖，杖的下端向后、向上画弧贴于右臂后；左臂外旋向体左前上举，手心向上，与头同高；随即松胯，微屈膝；左臂屈肘，手掌心向下，经面前按掌至腹前；目视前方。

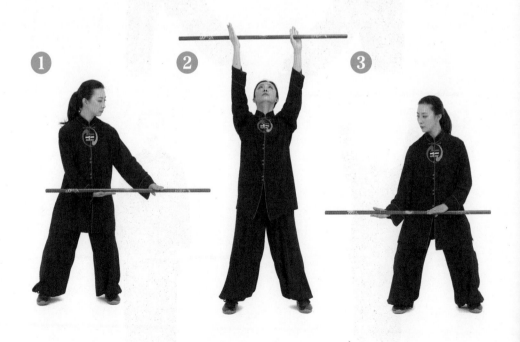

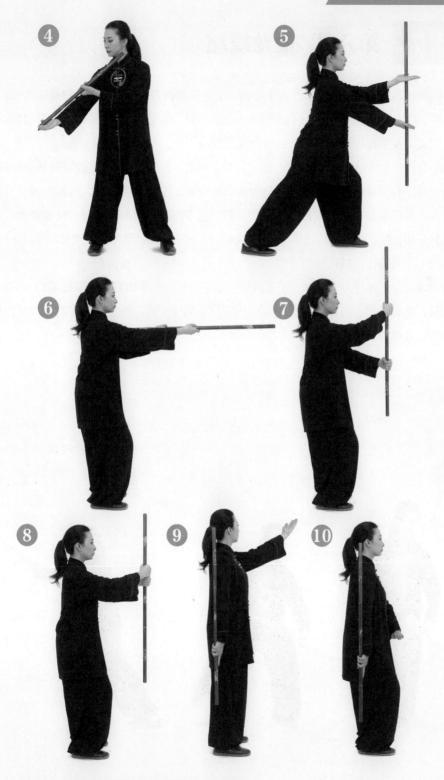

右式与左式动作、次数相同，唯方向相反。

12.7 第六式 金龙绞尾

右脚内扣，左脚向左后撤步，右手环握，引导杖端向右前方伸，左手滑杖至 1/3 端；重心左移，左脚外转，右脚内碾，屈膝成左马步；同时，向左后转体，杖画立圆至右肩前，约与肩同高，左手握杖停于右腋下；目视杖的方向。

重心右移，右腿屈膝，左腿伸直；同时，左手向前、右手向后滑杖，左手环握于杖端，稍高于左肩，右手握杖于右腰间；左脚经右脚后交叉，下蹲成高歇步，腰微右转；目视体右前方，稍停重心下降，成低歇步；腰右转。左手向体右斜前方插杖，杖端触地，左手托杖另一端，右手向左滑杖约至 1/3 处，夹持杖，目视杖端；随即左手搅杖、向下压杖，两手心向下，夹持杖；目视杖。

两腿站起，左脚开步，同时，左手向体左水平引杖，右手向右滑杖至杖端约 1/3 处；重心左移，两脚并拢，自然站立，左手向内滑杖至约 1/3 处，两手约与肩同宽，环握杖置于腹前；目视前方。

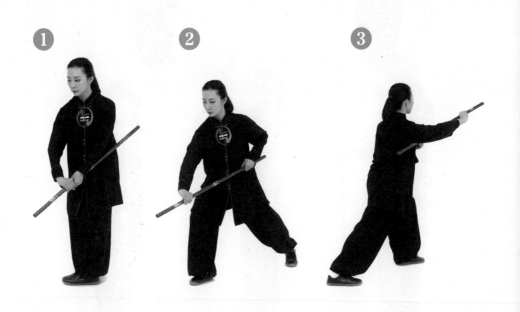

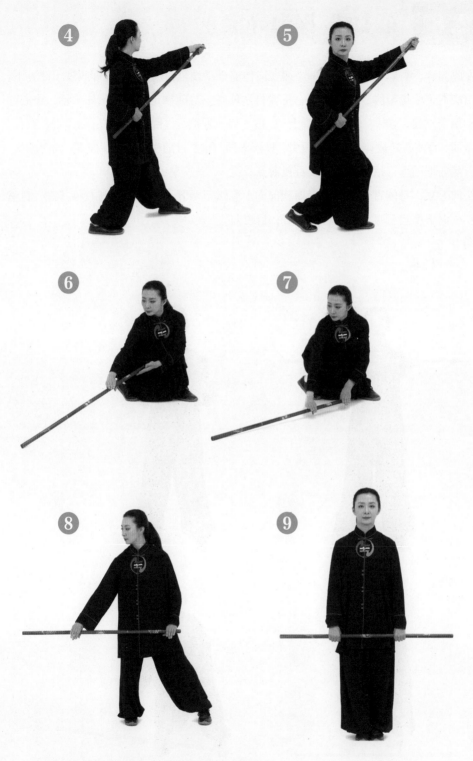

右式与左式动作、次数相同，唯方向相反。

12.8 第七式 探海寻宝

　　左脚侧开，两脚与肩同宽；同时，两臂向体前平举杖至与肩同高，随即收杖于两乳下，卷杖沿腹向下摩运至脚，上体前屈，手臂自然伸直；目随杖走。两膝微屈再伸，重心向左移动偏于左腿；同时左转，杖弧形上举，右手停于左肩处，目视杖上端；随即重心右移，两膝微屈，身体右转成体前屈，微弓背，杖落于两脚前，目随杖走。两膝伸直；同时塌腰，两臂自然向下松垂，抬头，吸气，目视前方。

　　头向上立，身体直立，卷杖沿两腿前向上摩运至两乳下；收左脚与右脚并拢，自然站立；杖向下摩运至腹，两臂自然伸直；目视前方。

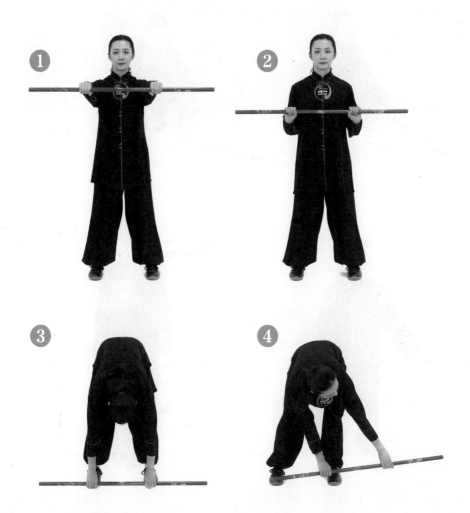

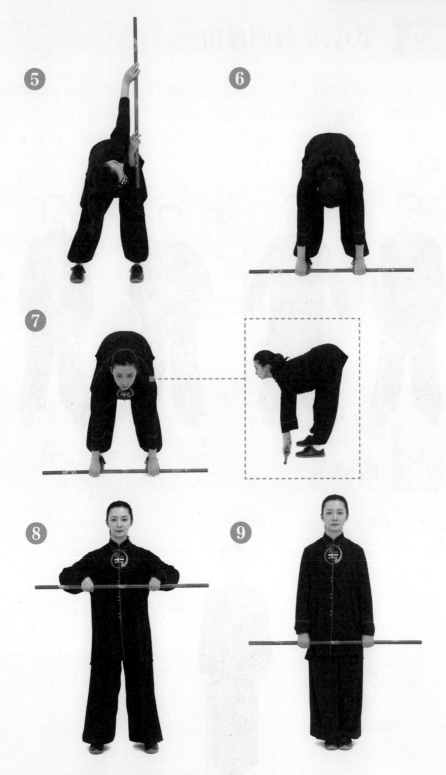

右式与左式动作、次数相同，唯方向相反。

12.9　第八式　气归丹田

　　左手伸指，手心向下贴杖，外旋手腕，夹持杖垂直，两臂垂于两侧；左脚开步，与肩同宽，自然站立；目视前方。两臂合抱于腹前，掌心向内，十指相对；同时，两腿屈膝；目视前方，稍停。两腿伸膝，自然站直；两手向丹田处收拢，随即两臂自然分开垂于体侧；目视前方。

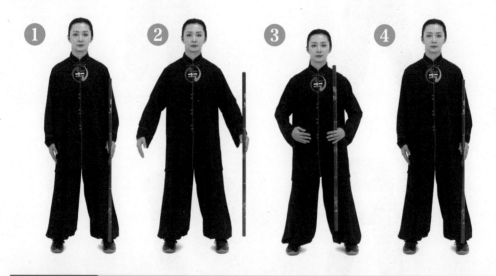

12.10　收势

　　收左脚与右脚并拢，自然站立；目视前方。

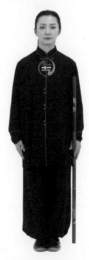

第十三章
健身气功·校园五禽戏
（小学版、初中版、高中版）

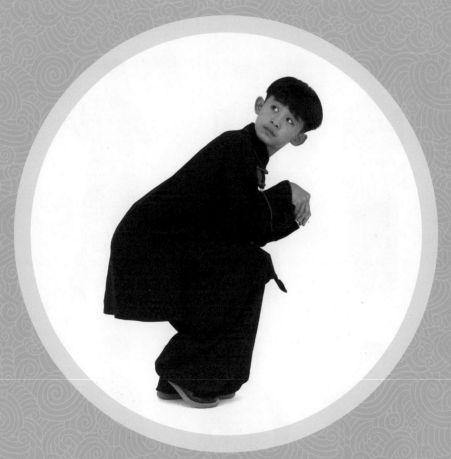

校园五禽戏以小学、初中、高中的青少年群体为练习对象，根据青少年的年龄特点、身心发育规律，全面而有针对性地根据不同年级学生的心理和身体状况创编出不同的动作，并使其成为一套具有五禽特征、武术理念和舞美表现力的健身功法。校园五禽戏动作内容丰富、简单易学、锻炼全面，体现了"中医治未病"的思想，可提高青少年身心素质、丰富学生的课余文化生活。

扫码看视频

13.1　校园五禽戏（小学版）

起势

两脚并拢，自然伸直，两手自然垂于体侧；胸腹放松，头项正直，下颌微收，舌抵上腭；目视前方。左脚向左平开一步，约与肩同宽，两膝微屈，松静站立。肘微屈，两臂在体前向上、向前平托，与胸同高。两肘下垂外展，两掌向内翻转，并缓慢下按于腹前，目视前方。然后两手自然垂于体侧。

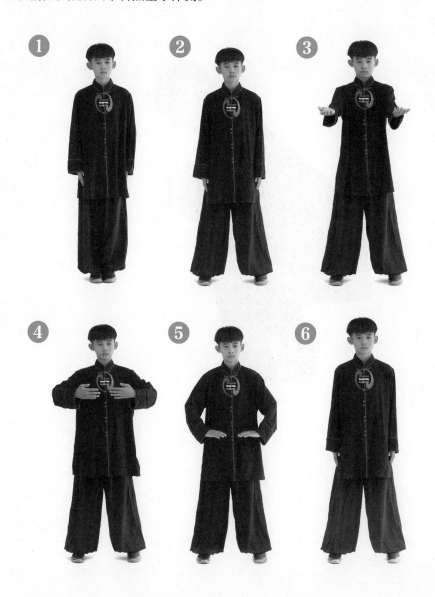

第一戏 虎戏

虎戏要体现虎的特点，虎的威猛生于爪，虎爪伸缩有力、刚柔相济，所以虎戏的动作要有动如雷霆无阻挡、静如泰山不可摇的气势。

第一式 虎伸

两手掌心向下，十指撑开，再弯曲成虎爪；目视两手。屈肘，两手沿体前上提，至肩前时，翻转手心向上，举至头上方，手臂伸直，虎口相对；目视两手。两手向两侧落至与肩同高，手臂伸直，手心向外，目视左掌。两臂垂落至体侧，手臂伸直，虎爪变成自然掌，目视前方。

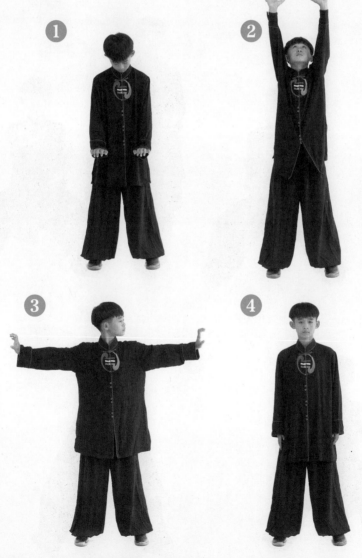

右式与左式动作、次数相同，唯方向相反。

第二式 虎跃

屈膝，重心移至右脚，提起左脚；同时两掌变虎爪收至腰间，手心向上，目视前方。震左脚，同时右掌向前推出，手心向前，左手不动，目视前方；然后重心移至左脚，提起右脚，同时右掌收回腰间，目视前方。震右脚，同时左掌向前推出，手心向前，右手不动，目视前方。右掌前推，与左掌同高，然后两掌下划至体前，含胸收腹；纵跳，两脚离地，屈肘向上至手臂伸直；随着两脚落地，屈膝下落成马步，含胸收腹，屈肘下按于体前；然后双膝伸直，上体抬起，两手自然下落于体侧；目视前方。

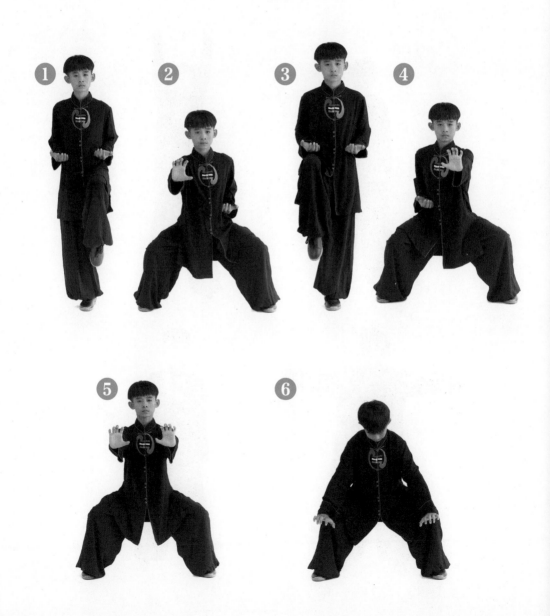

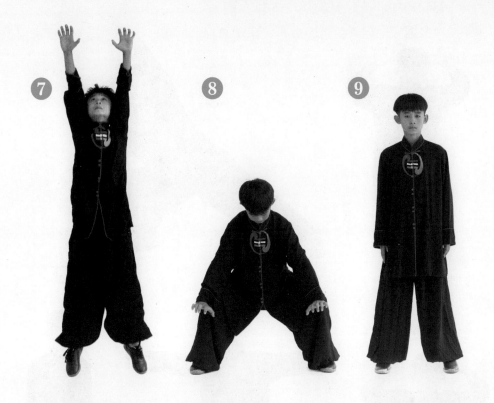

右式与左式动作、次数相同，唯方向相反。

第二戏 鹿戏

鹿在中国传统文化中一直是美丽和吉祥的象征。习练鹿戏时，动作要轻盈舒展，神态要放松自然，意想自己置身于群鹿中，在山坡、草原上自由快乐地活动。

第三式 鹿探

两膝微屈，身体重心移至右脚，左脚内收成丁步，前脚掌点地；同时，屈肘，小臂上举，掌变鹿角，手指向上，手心向前；目视前方。身体左倾，左脚向左迈出成左弓步，身体向左 45° 方向伸出，手臂随着身体向左上方自然伸直，手心向前，目视左前上方。右腿屈膝，左脚内收成丁步，前脚掌点地；同时，屈肘，小臂上举，掌保持鹿角，手指向上，手心向前；目视前方。两腿自然伸直，左脚开步与肩同宽，两臂伸直平展，手心向下。然后，鹿角变掌，两臂垂落于体侧，目视前方。

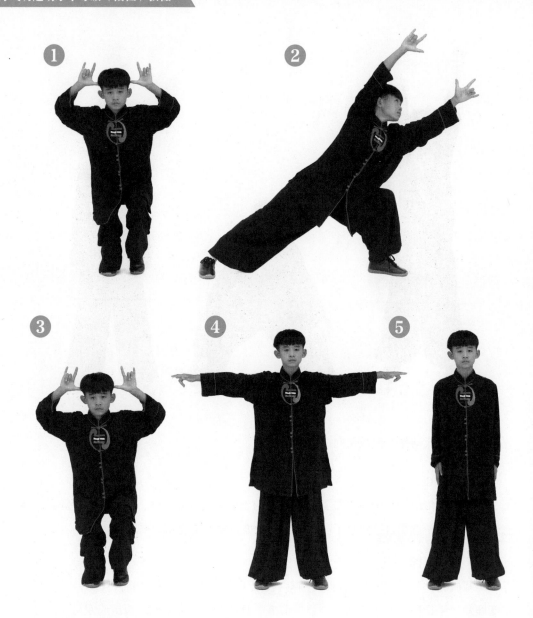

右式与左式动作、次数相同，唯方向相反。

第四式 鹿转

重心移至右脚，左腿屈膝上提，绷脚尖；同时掌变鹿角，两臂伸直上举，手心向前，与肩同宽；目视前方。左脚向前方迈步成为左弓步，左脚尖外展踏实，右膝伸直；同时，身体前倾左转，屈肘，双手收至头部两侧，手心向外，目视后下方。重心后移，收左脚成前点步，两腿伸直，同时身体转正，两臂上举与肩同宽，目视前上方。左脚收回与肩同宽，两臂向前下落至身体两侧，目视前方。

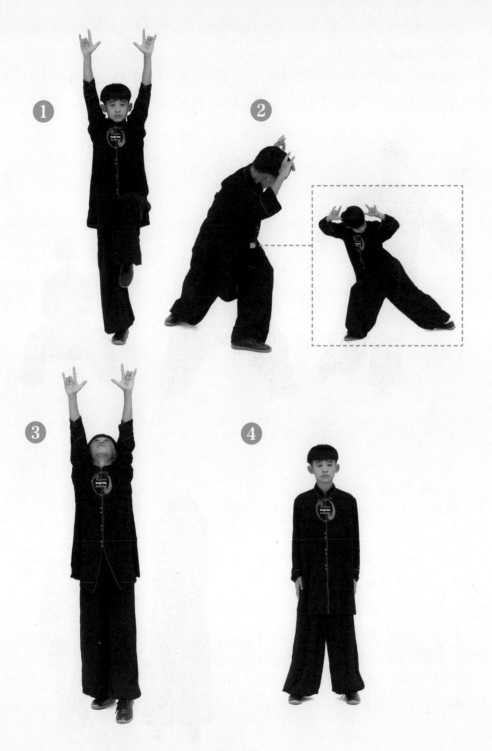

右式与左式动作、次数相同，唯方向相反。

第三戏 熊戏

熊戏具有力大沉稳的动作特点，做虎戏动作时，在沉稳之中要显示出熊的灵敏特性。

第五式 熊叩

重心移至右脚，提左脚，两臂侧举，两手握拳成熊握；然后震左脚，同时屈肘，以腰腹为轴带动左臂后摆，右臂前摆，目视前下方，两拳轻轻叩击腰腹部位；目视前方。

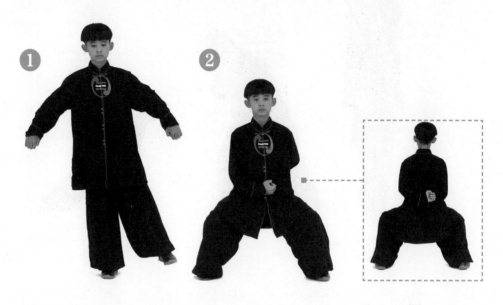

右式与左式动作、次数相同，唯方向相反。

第六式 熊推

两膝伸直，提踵站立；同时，含胸，两臂内旋，手背相对，握拳，拳心向外，目视两拳。重心右移，屈膝，提左脚成左丁步，左脚掌点地，两拳收回腰间，拳心向上，目视前方。

向左前方45°迈步成左弓步，同时冲拳，手臂伸直，手心向前，两拳与肩同高、与肩同宽；目视左前方。左脚收回，两膝伸直，两臂还原至体侧，目视前方。

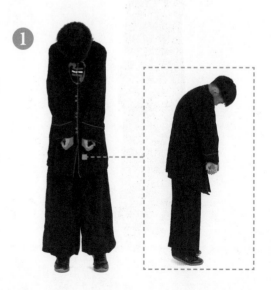

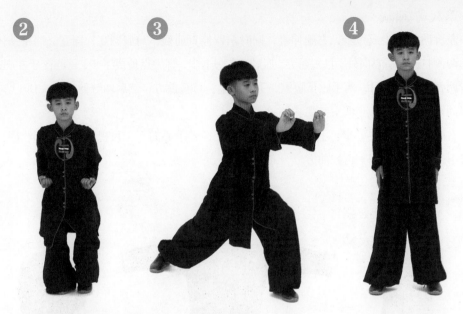

右式与左式动作、次数相同，唯方向相反。

第四戏 猿戏

猿猴生性好动，机智灵敏，善于纵跳，动作灵活。练习猿戏时，要体现出猿猴的轻灵敏捷、灵敏机警。

第七式 猿窥

向左 45° 方向跳步成右丁步，左腿屈膝，右脚尖点地；同时两手变钩手至胸前，先目视左下方，再转头注视右上方。摆臂向后，屈肘，手背贴在后腰，两手手背自上而下按摩腰部。跳跃还原，两腿屈膝，左脚点地。两手成钩手撮拢于胸前，目视前方。双膝伸直，两手沿体前下按落于体侧，目视前方。

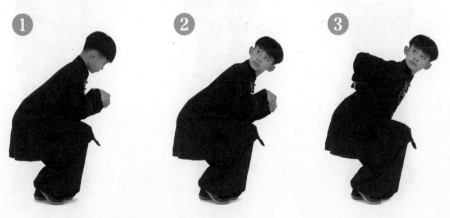

右式与左式动作、次数相同，唯方向相反。

第八式 猿献

左脚向前上步成弓步，右腿伸直，同时两臂伸直前摆，与肩同高、同宽，两手从体前向两侧打开，手心向外，目视前方。屈膝，右脚上步，脚尖点地成丁步，重心落于左腿；同时两臂后摆，屈肘，两手收至腰侧，手心向上，目视前方；然后两臂伸直至头顶上方，与肩同宽，手心向上，低头俯视。

右脚后撤变为左弓步，上体直立，两臂平展，转手心向下，目视前方。左脚收回，两臂下落，垂于体侧，目视前方。

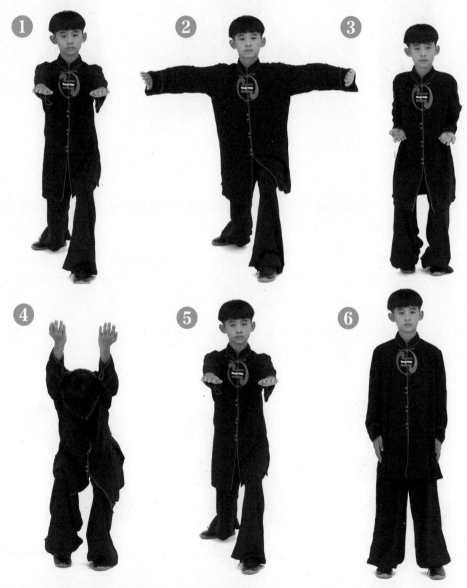

右式与左式动作、次数相同，唯方向相反。

第五戏 鸟戏

鸟戏取形于鹤，鹤是长寿和幸福的象征。练习时要表现出鹤昂然挺拔、悠然自得的神韵；仿效鹤翅飞翔，起落开合。

第九式 鸟展

左脚向左前方上步 45° 成弓步，重心移至左脚，同时两臂前举，与肩同高且与肩同宽，掌心相对；目视前方。重心后移，右腿屈膝，左腿伸直，左脚尖勾起；两臂向后打开，手臂伸直，手心向前，同时挺胸展背，目视前方。左脚收回，与肩同宽，两臂垂落于体侧。

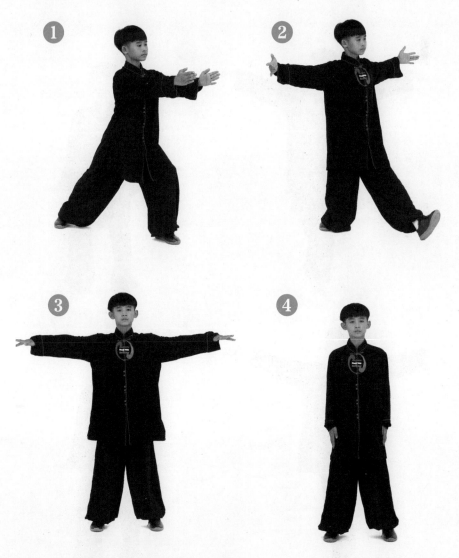

右式与左式动作、次数相同，唯方向相反。

第十式 鸟翔

屈膝，重心移至右脚，左脚提起，脚尖朝下，右腿伸直站立，同时，两掌变鸟翅，两臂侧举，稍高于肩，掌心向下，目视前方。

屈右膝，左脚落地，同时鸟翅变按掌，落至体侧，目视前方。然后重心移至左脚，伸直左腿，提起右脚，同时两臂侧举，目视前方。

屈左膝，右脚下落，同时两掌按于体侧，然后重心移至右脚，左脚向后成后点步，右膝伸直，同时，两掌变鸟翅，两臂上举，手背相对，手心向外，抬头，目视双手。

左脚收回，约与肩同宽，两臂垂落至体侧，目视前方。

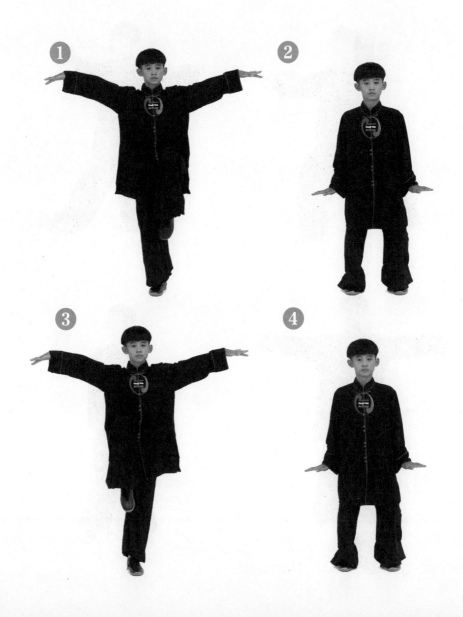

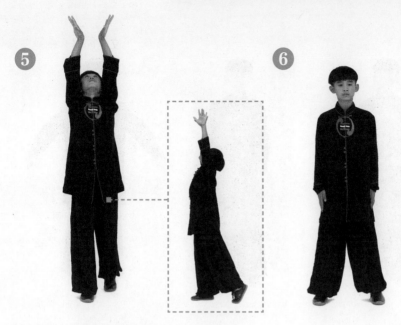

右式与左式动作、次数相同，唯方向相反。

收势

两掌心向上，经体侧上举，至头顶上方，掌心斜向下。两掌指尖相对，沿体前缓慢下按至腹前，然后自然垂于体侧，目视前方。

两手侧摆，手心向后，摆至与腰同高，然后两手向前，合抱于腹前，虎口交叉，男同学左手在里，女同学右手在里。

左脚提起向右脚并拢，前脚掌先着地，随之全脚踏实，两臂垂落于体侧，目视前方。

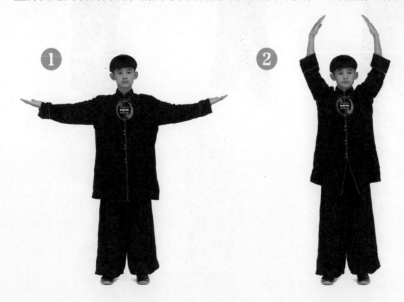

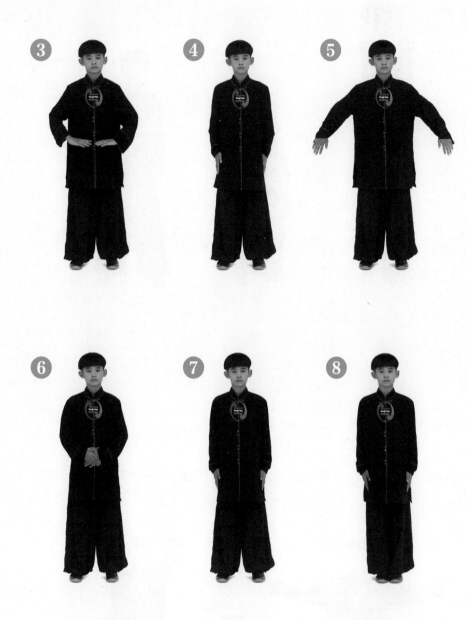

13.2 校园五禽戏（初中版）

起势

两脚并拢，自然伸直，两手自然垂于体侧；胸腹放松，头项正直，下颌微收，舌抵上腭；目视前方。左脚向左平开一步，约与肩同宽，两膝微屈，松静站立。肘微屈，两臂在体前向上、向前平托，与胸同高。两肘下垂外展，两掌向内翻转，并缓慢下按于腹前；目视前方。然后两手自然垂于体侧。

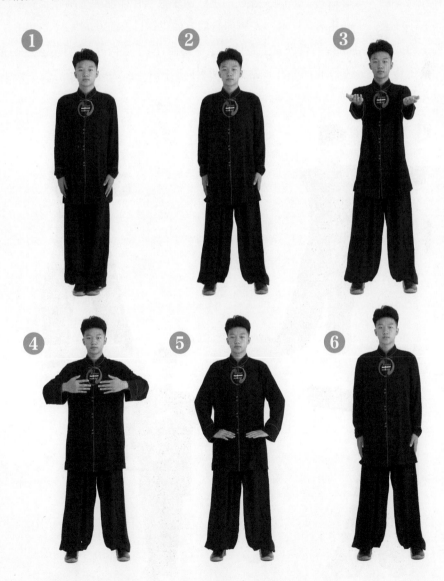

第一戏 虎戏

虎戏要有威猛气势，动作伸缩有力、刚柔相济，具有动如雷霆无阻挡、静如泰山不可摇的气势。

第一式 出穴窥探

身体微右转，左脚向左前方45°上步，左脚跟着地，两手变虎爪自右侧上摆至约与肩平；身体左转，重心前移成左弓步，两臂随身体左转，于体前画平圆至身体左侧；目随手动。

身体左转不停，重心后移，左脚尖翘起；然后两手继续在体前画平圆收至腹前，左手在下，右手在上，手心相对，同时，左脚向右后方插步；目视前方。

屈膝下蹲成歇步，同时，右臂向右上方伸出至手臂伸直，手心向外，左手拉至左肩前；目视右手。上体抬起，左脚收回，开步站立。两手向两侧平伸，手心向下；然后两手自然垂落于体侧；目视前方。

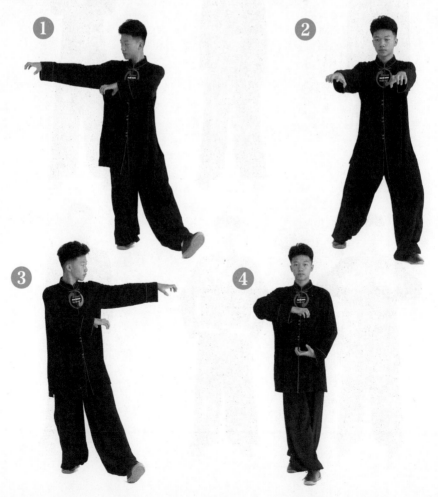

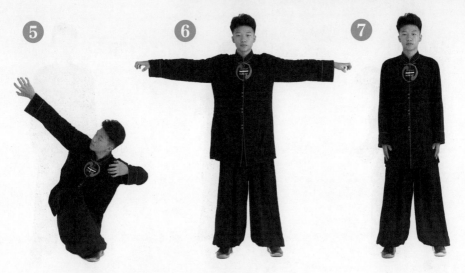

右式与左式动作、次数相同，唯方向相反。

第二式 回首寻猎

重心右移，左腿提膝，同时两手变虎爪，经体前屈肘上提至手臂伸直，手心向前，目视前方；然后，左脚向前落步成弓步，两手向前、向下按于体前，高与胯平；目视前下方。

右脚以前脚掌为轴，脚跟外旋离地，右腿伸直；右手自体侧向上、向左画弧，略屈肘，手心向下；同时上体左转，左手按于左胯后侧，掌心向下；目视左下方。

重心右移成左弓步，右脚踩实地面，身体转正；两臂水平前伸，两手略宽于肩；目视前方。重心后移，左脚收回，两脚约与肩同宽，两臂垂落于体侧；目视前方。

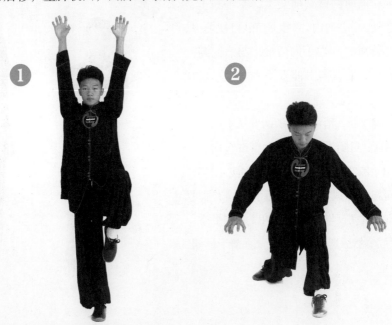

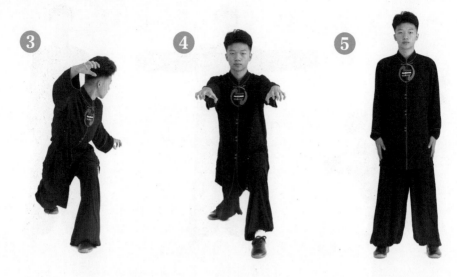

右式与左式动作、次数相同，唯方向相反。

第二戏　鹿戏

鹿善奔走、好抵角，在中国文化中一直是美丽和吉祥的象征。习练鹿戏时，动作要轻盈舒展，神态要轻松自然，意想自己置身于群鹿中，在山坡、草原上自由快乐地活动。

第三式　伸颈展臂

重心右移，左脚上步成前点步，前脚掌着地；同时两臂胸前交叉，左手在里，右手在外，手心向内，掌变鹿角；目视前方。身体左转90°，左手向后推出与肩同高，手心向外，右臂向上伸直手心向上；目视左手。

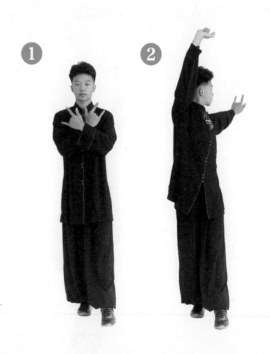

左脚收回，稍宽于肩，两臂从上向下、向右抡摆，目随手动；然后两臂继续向下、向左、向上摆起至右上方，同时重心左移，右脚向左前方成盖步，目随手动。右脚收回，开步站立，与肩同宽；两臂成侧平举，目视前方；然后鹿角变掌，两臂垂落于体侧。

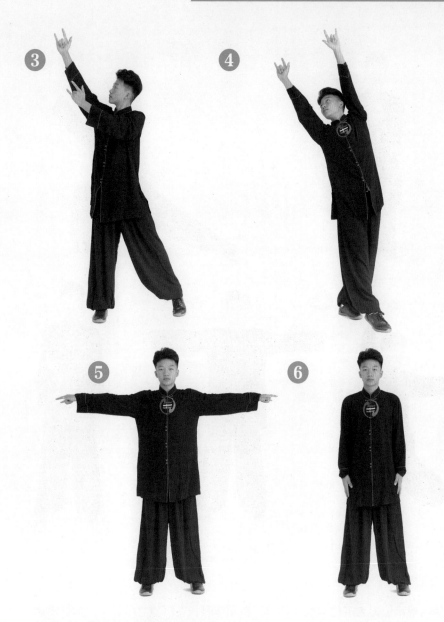

右式与左式动作、次数相同，唯方向相反。

第四式　移步角抵

重心右移，收左脚成丁步，同时双手上提，掌变鹿角，收于腰间；目视前方；然后，左脚向左跨步成弓步，双手向左上方伸出，手心向前；目视左上方。

重心右移，左脚向右后方插步，同时两臂向上、向右画弧，左手至头顶上方，右手与肩同高，掌心向前；目视右手。左脚收回，开步站立，与肩同宽；两臂成侧平举，手心向下，目视前方。鹿角变掌，两臂自然垂落于体侧，目视前方。

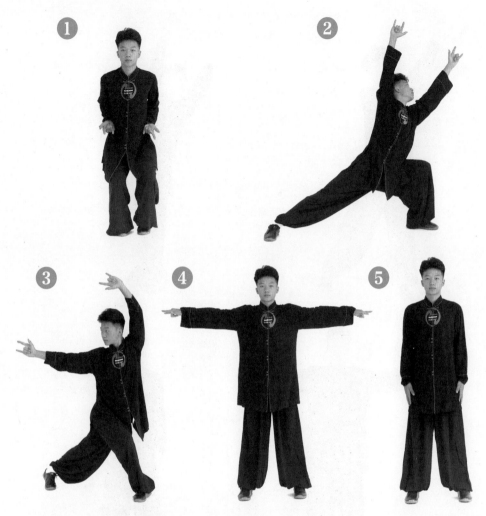

右式与左式动作、次数相同，唯方向相反。

第三戏 熊戏

熊戏要表现出熊力大沉稳的动作特点，做动作时，在沉稳之中显示出熊的灵敏和大巧若拙的特性。

第五式 震脚晃体

身体重心右移，提左胯，牵动左脚离地，身体微左转；两臂自体侧向上平托，略低于肩；目视前方。左脚震脚落地，上体左转不停，两臂屈肘经面前下按至腹前。

重心左移，右脚向正前方上步成前点步，脚尖点地，同时上体右转，两臂右摆，右肩下沉；目视右后方。右脚收回，开步站立，与肩同宽，同时两臂随身体左转至正前方，手心向下，目视前方。两手垂落于体侧；目视前方。

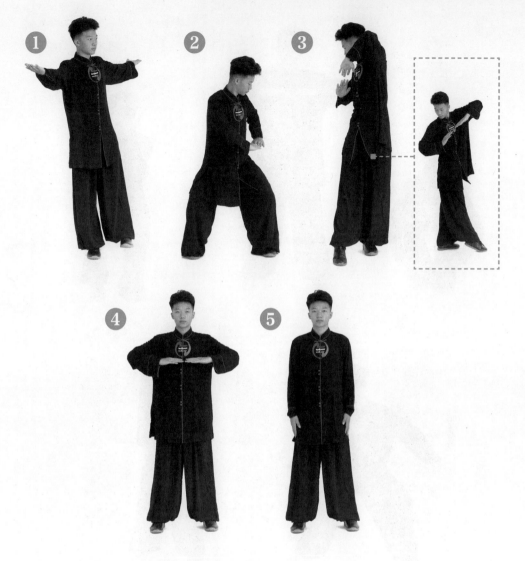

右式与左式动作、次数相同，唯方向相反。

第六式 弓背扛靠

收左脚并步，身体下蹲，两臂自然环抱于膝关节下方，指尖相对，掌心向上；目视斜下方。伸直双膝，同时左脚向左开步，与肩同宽；两臂屈肘向上抬起，与肩同高，手心向下；目视前方。

重心右移，身体下蹲，收左脚成左丁步，两臂体前交叉，右臂在里，目视前下方；左脚向左开步成马步，两臂向两侧撑开；目视左手方向。重心右移，左脚收回半步与肩同宽，两手垂落于体侧；目视前方。

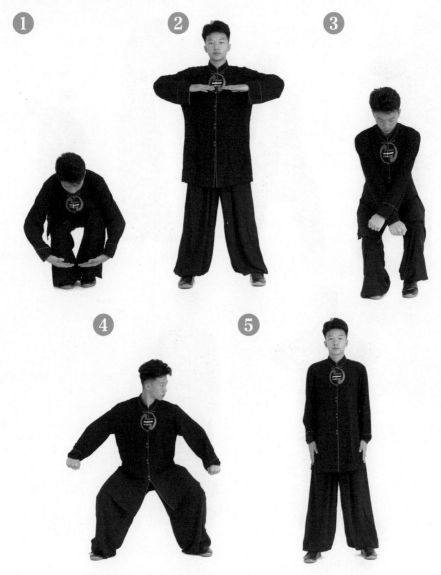

右式与左式动作、次数相同，唯方向相反。

第四戏 猿戏

猿生性好动，机智灵敏，善于纵跳，动作灵活。练习猿戏时，要体现出猿猴的轻灵敏捷、迅敏机警。

第七式 提膝探望

左脚向左跳一小步，右脚收至左脚内侧，同时右手向左扣腕成钩手，左手变钩手收于腰侧，目视右手；然后右脚向右侧跳步，左脚收至右脚内侧成丁步，脚尖点地，同时右手收至头部右侧，手心向下，目视左侧。左脚往左上步，脚尖向左，右腿提膝，同时左钩手变掌放于额头前方，做瞭望状，右手屈肘至腰侧。

　　右脚向右跳步屈膝下蹲，左脚收至右脚内侧成丁步，脚尖点地；身体向前，同时右钩手在身体右上方，手心向下，左手变钩手收至左下方；目视左侧。左脚向左开步，约与肩同宽，两膝伸直；两臂自然垂落于体侧；目视前方。

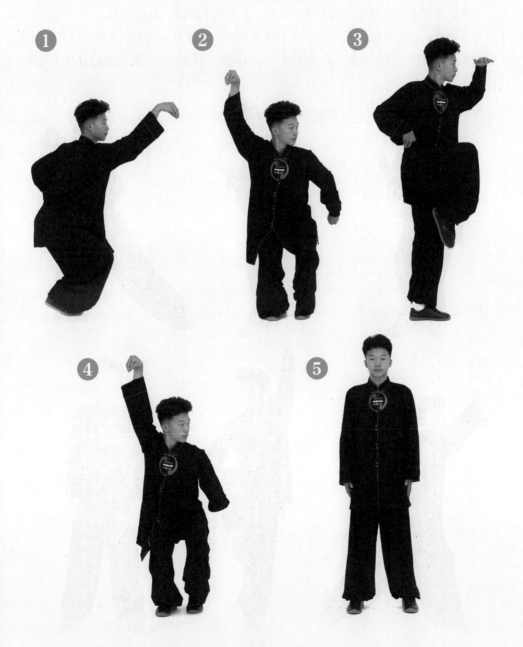

右式与左式动作、次数相同，唯方向相反。

第八式 跳步摘果

左脚向左后方 45° 跳步，身体左转，右脚向左前方上步成前点步；同时左手变钩手屈肘收至体前，右手向上、向下、向左画弧至左肩前方，手心向内；目视左下方。然后，转头目视右上方。右脚向后迈步，右膝伸直，左腿屈膝成左弓步；同时右臂伸直，右手变钩手成摘桃状，左手不动，目视右手；然后重心右移成右弓步，身体右转，左臂伸直，左手变掌，经体前向右前方变钩手成摘桃状，右手收于腰侧，目视左手。

右膝伸直，左腿提膝，同时左手收于腰侧附近，右臂伸直，右手变掌经体后向右前方变钩手成摘桃状，目视左侧。左脚下落，与肩同宽，自然站立，同时两臂垂落于体侧；目视前方。

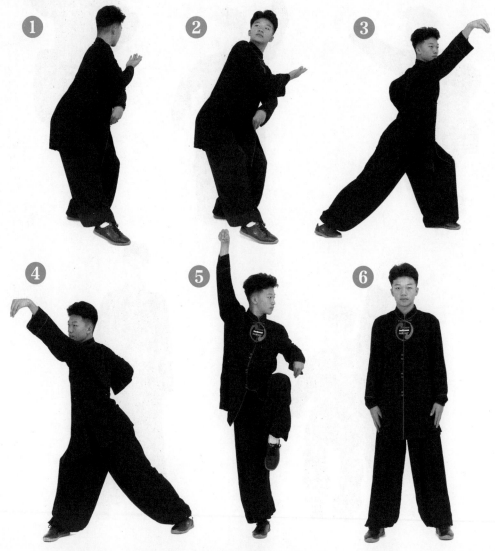

右式与左式动作、次数相同，唯方向相反。

第五戏 鸟戏

鸟戏取形于鹤，在中国文化中鹤是长寿和幸福的象征。练习时要表现出鹤昂然挺拔、悠然自得的神韵；仿效鹤翅飞舞，起落开合。

第九式 插步飞翔

两臂侧平举，掌心向下，右脚向左后方 45° 插步；同时两臂向前合拢，收至与肩同宽；目视前方。下肢不动，转手心向外，两臂外展至体侧，右手高左手低，两臂成一直线，目视左下方；两臂内合至与肩同宽，手背相对，手心向外，目视前方。

两臂外展至体侧，右手高左手低，两臂成一直线，目视右下方；右脚收回，与肩同宽，两臂侧平举，掌心向下；两臂垂落于体侧，目视前方。

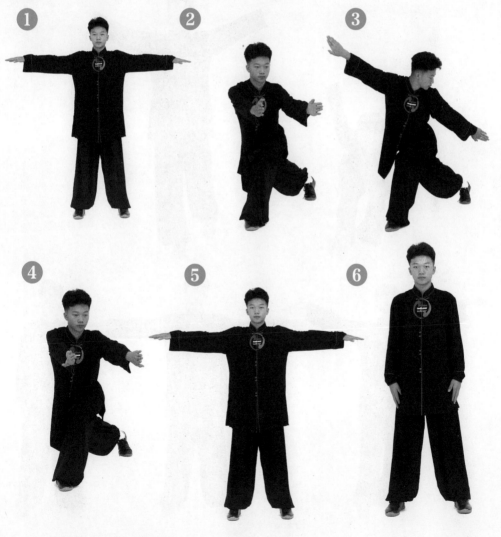

右式与左式动作、次数相同，唯方向相反。

第十式 凌空展翅

重心移至右脚，右膝弯曲，左脚向前迈出，脚跟着地；上体前俯，抬头塌腰；同时两臂自体侧向后上方撑出，手心向外，手臂伸直；目视前方。重心前移，左腿伸膝直立，右脚尖点地成后点步，身体向前、向上抬起；同时手臂从身体两侧向前、向上展开，手臂伸直，手心斜向上，目视前上方。

重心后移，右脚踩实地面，左脚尖翘起，同时两臂向下、向后画弧至体侧，两手变为鸟翅，高于肩，手心向下，目视前方。左脚收回，与肩同宽，鸟翅变掌，垂落于体侧，目视前方。

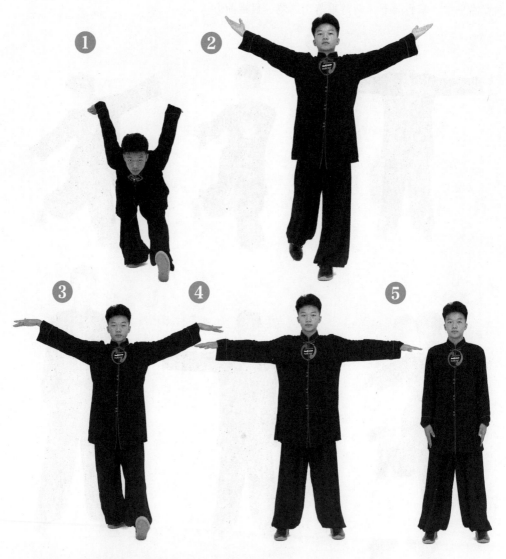

右式与左式动作、次数相同，唯方向相反。

收势

　　两掌心向上，经体侧上举，至头顶上方，掌心斜向下。两掌指尖相对，沿体前缓慢向下按至腹前，然后自然垂于体侧，目视前方。两手侧摆，手心向后，摆至与腰同高，然后两手合抱于腹前，虎口交叉。

　　两臂垂落于体侧；左脚提起向右脚并拢，前脚掌先着地，随之全脚踏实，目视前方。

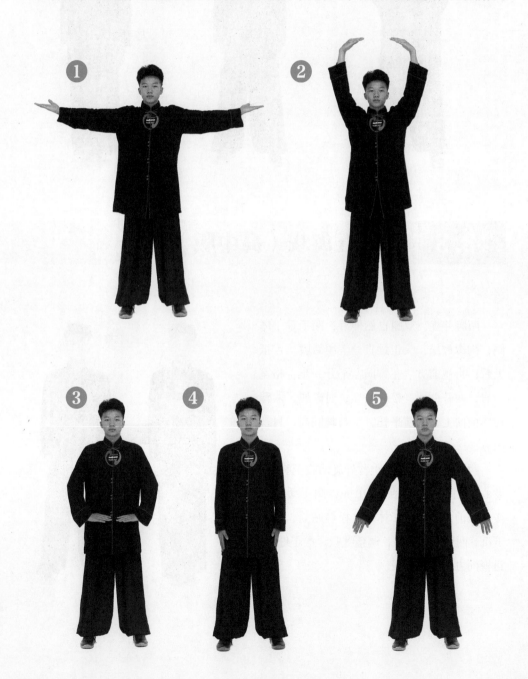

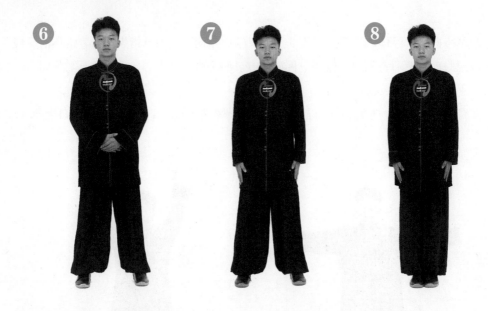

13.3　校园五禽戏（高中版）

起势

两脚并拢，双腿自然伸直；两手垂于体侧；胸腹放松，头正颈直，下颌微收，舌抵上腭；目视前方。左脚向左平开一步，略宽于肩，两膝微屈，松静站立；肘微屈，两臂在体前向上、向前平托，至与胸同高；目视前方。

两肘下垂外展，两小臂外旋回收至胸前；掌心向内，指尖相距约 10cm；两手缓缓下按于腹前，随即落于体侧；松静站立，两肩下沉，两臂自然下垂；调整呼吸，意守丹田。目视前方，自然呼吸。

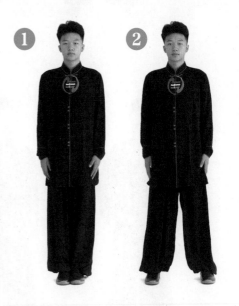

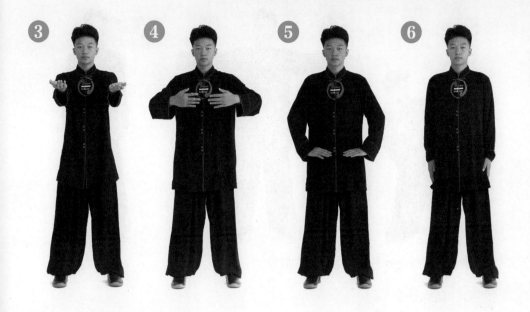

第一戏 虎戏

虎戏要有威猛气势，虎戏的动作要伸缩有力、刚柔相济，体现出虎动如雷霆无阻挡、静如泰山不可动摇的气势。

第一式 虎虎生威

两手成虎爪，手心向下，手臂伸直，置于腹前，目视两手。右手从体侧向上摆至头顶正上方，手心向上；同时左手从体侧向后画弧，至手背贴于后腰，手心向后；抬头，目视右手。

左脚向右后方插步；同时两臂向左、向下、向右上方摆出，手心向外，目视右侧。左脚收回约与肩同宽；两臂向两侧平伸，手心向下；然后两臂垂落于身体两侧，目视前方。

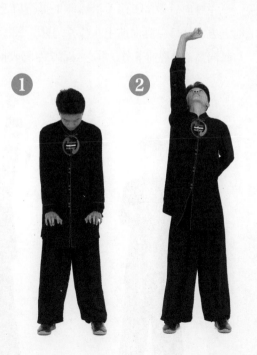

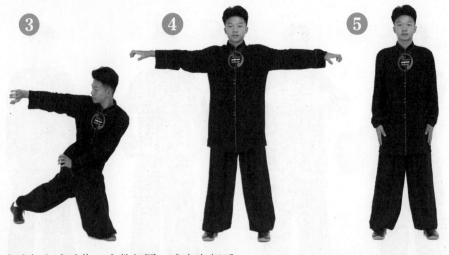

右式与左式动作、次数相同，唯方向相反。

第二式 猛虎扑食

两手虚握成拳，沿体侧提至双肩上方。两手变为虎爪，两臂向前上方伸出，两臂伸直，手心向下，同时上体前俯至与地面平行，抬头挺胸塌腰，目视前方。屈膝下蹲，两手收至大腿外侧，收腹含胸。纵跳，下落震脚成马步，同时两手上提至胸前，向前推出，手心向前；目视前方。

左脚向后撤步，两手沿体侧上提至肩上方，两臂伸直，手变虎爪，手心向前；目视前上方；然后左脚向前上步成左弓步；同时，两手自身体两侧向前、向下扑按，两手约与膝同高；目视前下方。重心后移，左脚收回，并步站立，约与肩同宽，两手垂落于体侧。

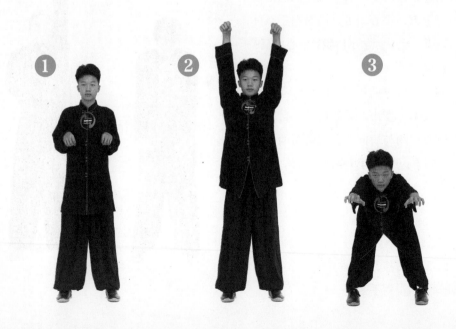

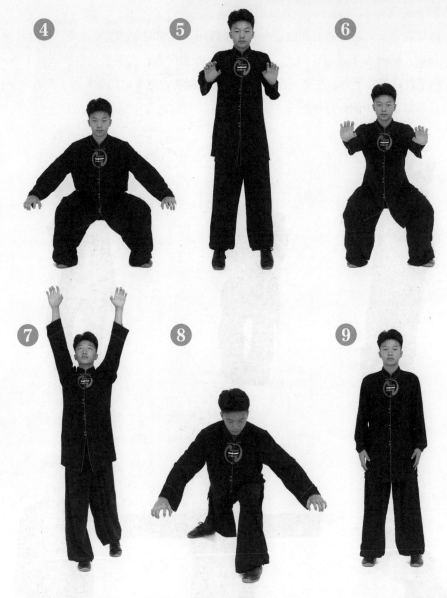

右式与左式动作、次数相同，唯方向相反。

第二戏 鹿戏

鹿善奔走、好抵角，在中国文化中一直是美丽和吉祥的象征。习练鹿戏时，动作要轻盈舒展，神态要放松自然，意想自己置身于群鹿中，在山坡、草原上自由快乐地活动。

第三式 梅花旋舞

身体重心右移，左脚提起向前方上步，前脚掌着地成左虚步；左腿伸直，右腿屈膝；同时两臂内旋，两手变鹿角，两臂从体侧向前、向上画弧；两臂夹耳，掌背相对；低头、弓背、含胸、收腹。

收左脚成左丁步；两臂外旋回收，两手收于腰间，目视前方。左膝外展，胯向右顶，身体向左侧屈；同时右手逆时针向上、向左摆动，指尖向右；左手摆至右腋下，手心向右，指尖向上；目视左下方。左脚向左开步至约与肩同宽；两臂向两侧平伸，手心向下；然后两臂自然垂落于体侧；目视前方。

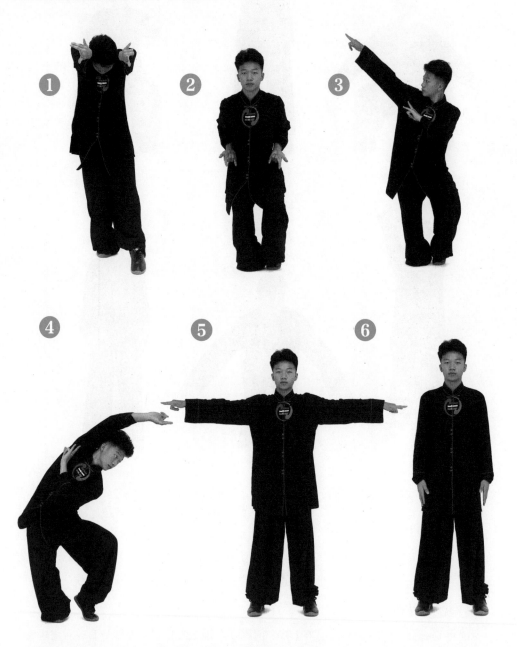

右式与左式动作、次数相同，唯方向相反。

第四式 悦鹿舒筋

左脚向右后方撤步成插步；手变鹿角，收于腰侧，目视前方。然后屈膝成歇步；同时两臂向正上方探出，两臂伸直；指尖向上，手心向前；目视前方。然后身体站起，目视前方。左脚绕过右脚，向正前方弹踢；脚面绷直，脚底与地面平行，离地约20厘米，目视前方。然后，左脚跟着地，脚尖翘起，右膝微屈，重心位于右腿；同时，两手臂内旋、里合，手背相对，两肘弯曲；目视前上方。

左脚收回成左丁步，两手体前下落收于腰间，手心向上，指尖向前；目视前方。然后左脚向左侧迈步成左弓步，同时两手自腰间向左上方探出，两臂伸直，与肩同宽；目视两手。左脚收回与肩同宽；两臂向两侧平伸，手心向下；两臂自然垂落于体侧；目视前方。

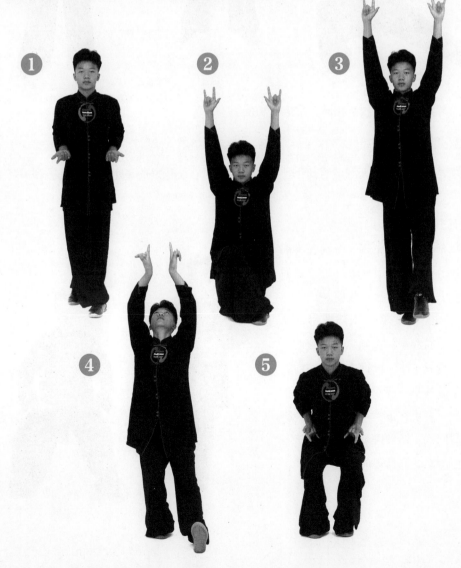

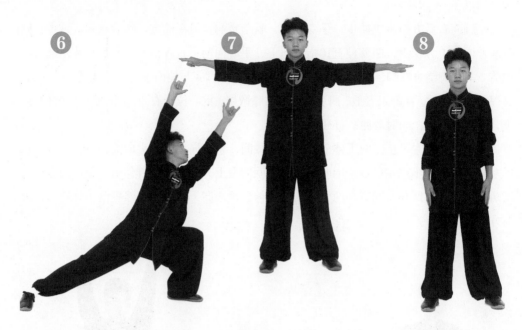

右式与左式动作、次数相同，唯方向相反。

第三戏 熊戏

熊戏要表现出熊力大沉稳的动作特点，做动作时在沉稳之中显示出熊的灵敏和大巧若拙的运动特性。

第五式 雄关漫步

重心右移，左髋上提，牵动左脚离地，两手上托至胸前，掌心向上。然后震脚，两手向下发力至小腹前。

左脚向左前方 30° 上步成弓步。两手向右、向前、向左画弧收至腹前，同时收左脚成丁步。随即左脚向左前方 30° 上步成马步，两手向左前方移动，左手在上，右手在下，两臂撑圆。左脚收回与肩同宽，两臂顺势下落，垂于身体两侧松静站立：目视前方。

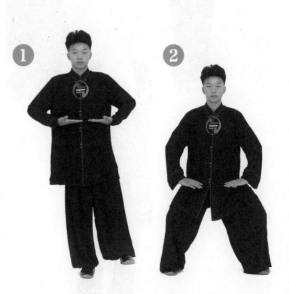

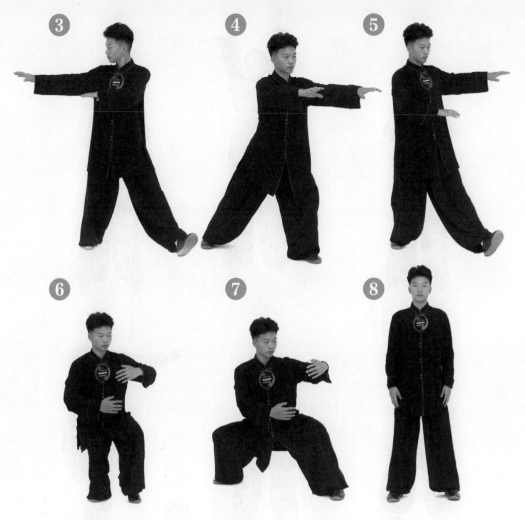

右式与左式动作、次数相同，唯方向相反。

第六式 憨熊攀树

两手变熊握状，沿两肋摩运上提，至与肩平；拳心向下，拳面向前；目视前方；然后两拳变掌，向上伸出，两臂伸直，与肩同宽；手心向前，手指向上；目视上方。提踵；同时手变熊掌，两手下拉至肩前，手心向前，目视前方；然后手变两掌内合下按至脚面，掌心向下，指尖相对；同时，上体前俯，挺胸塌腰；目视手背。

两掌向外旋拧，掌心向下，指尖朝前。抬头，目视前方。然后，重心移至右腿，左脚扣于右膝后侧，同时两手向右、向上画弧至平举，左手掌心向下，右手掌心向上。重心左移成马步，同时两手向上、向左、向下画弧拍按；左手指尖向前，右手指尖向左；目视两掌。然后，左脚收回约与肩同宽；两臂自然落至身体两侧；松静站立，目视前方。

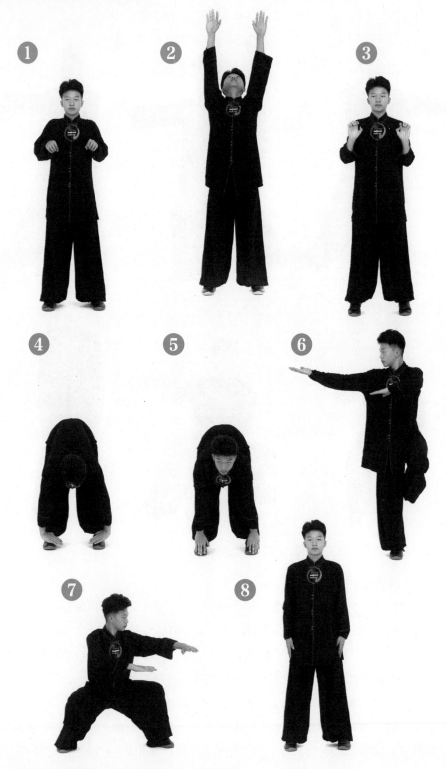

右式与左式动作、次数相同，唯方向相反。

第四戏 猿戏

猿猴机智灵敏，生性好动，善于纵跳，动作灵活。在练习猿戏时要体现出猿猴的轻灵敏捷、迅敏机警。

第七式 左顾右盼

左脚向左跳步，屈膝下蹲，右脚收至左脚内侧成右丁步，脚尖点地；同时，上体左转，右手向右、向上、向左划弧至肩前，头部右上转，使左侧太阳穴与右掌心相对；左手变钩手位于左肋旁；目视右上方。右脚向右跳步踏实，屈膝下蹲，左脚收至右脚内侧成左丁步，脚尖点地；同时，上体右转，左手向左、向上、向右划弧至肩前，头部左上转，使右侧太阳穴与左掌心相对；右手变钩手位于右肋旁；目视左上方。

左腿提膝；同时，右钩手向上提腕，置于头部右侧上方，钩尖向下。左手变猿钩由上向下后拉，置于左腰侧，钩尖向上；目视左侧。左脚向左侧落步与肩同宽；两臂自然落至身体两侧；松静站立，目视前方。

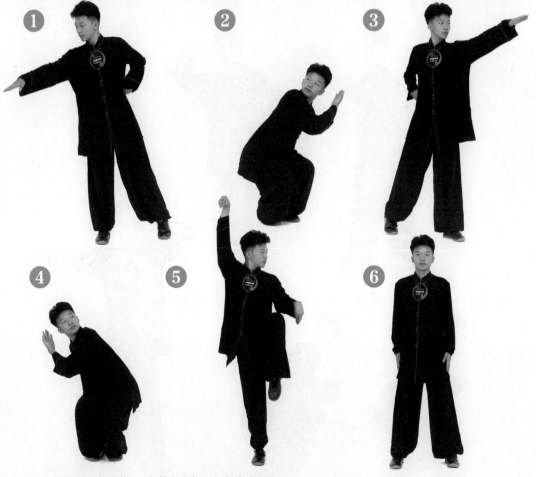

右式与左式动作、次数相同，唯方向相反。

第八式 灵猴献果

上体微左转；左脚向左前方45°上步；右手变钩手，上抬至与肩同高，左手收于腰间。然后，重心前移至左脚，右腿提膝成独立步，脚尖绷直；右钩手下落至腰间，左手上提至额头前方，掌心向下，做瞭望状；目视左前方。

右脚向右后方跳步落实，左脚跟步，脚尖点地成丁步；同时，两臂屈肘合于胸前，沉肩坠肘，双手屈腕撮拢成猿钩；目视右后方。然后，头向左转，目视左上方。

左脚向左前方45°上步，脚尖点地；两臂沿左前右后方向平展，高约与肩平，手心向上；目视左手。重心前移至左腿，上体略前俯，右腿后撩上摆，屈右膝，成独立平衡势；同时，右臂向前伸直，右手变钩手；左手变钩手后摆至体侧，左臂伸直，与右臂约成90°；目视右上方。

右脚向后落步，重心后移，左脚收回至右脚内侧，脚尖点地成丁步；两掌心向上，指尖指向左前方45°，右手在左肘关节内侧；目视左掌。左脚向左侧开步至与肩同宽；两臂翻掌下按，掌心向下；两臂随即自然落至身体两侧；松静站立，目视前方。

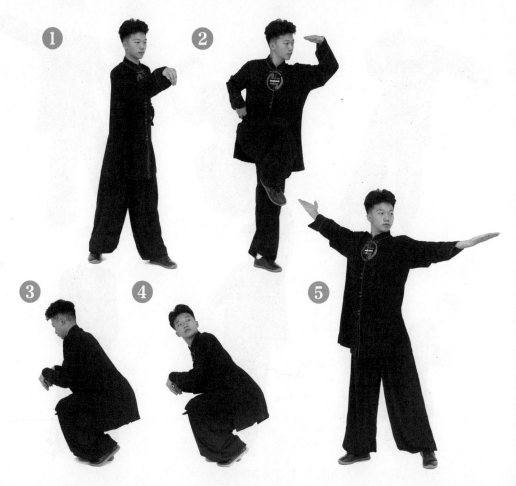

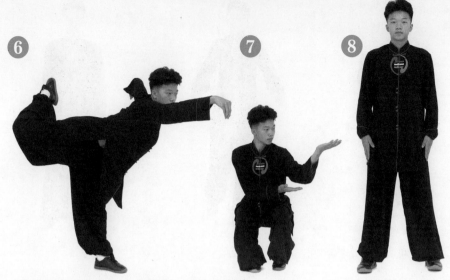

右式与左式动作、次数相同，唯方向相反。

第五戏 鸟戏

鸟戏取形于鹤，鹤是长寿和幸福的象征。练习时要表现出鹤昂然挺拔、悠然自得的神韵，仿效鹤翅飞翔，体现出起落开合、轻盈挺拔的特性，仿佛要振翅翱翔于九天之外。

第九式 舒翼展翅

重心移至右腿，身体下蹲，收左脚成前点步，两手移至腹前，指尖相对，手心向上；提左膝成独立步，两臂成展翅状，自体侧缓缓向上平举，稍高于肩；目视正前方。左脚向后撤步，成右弓步；同时，两臂继续外旋上举，至两手心相对；低头含胸，目视下方。

两手内旋下按，向身体两侧分开后摆，随即两手坐腕翘掌；同时，右腿蹬直，抬头，伸颈，挺胸展背；目视前方。左脚收回约与肩同宽；两臂自然落至身体两侧；松静站立，目视前方。

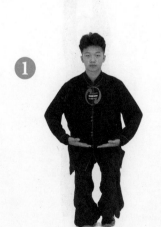

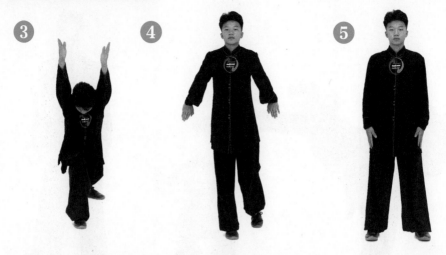

右式与左式动作、次数相同，唯方向相反。

第十式 鸿雁归巢

重心右移，收左脚于右脚内侧，两腿微屈，然后下蹲；同时，上体微微前俯，两臂于体前交叉，两手指尖向对，掌心向上；含胸拔背，目视下方。

左脚向正前方上步，重心前移，后脚跟离地；同时，重心移至前腿；两臂经体侧向上画弧，至头顶上方，掌背相对，手变鸟翅；目视前上方。

重心后移至右腿，左脚回收至右脚内侧，脚尖点地；两臂自上而下画弧下落至小腹前，左手在上，右手在下；目视前方。

右腿蹬直，左腿向上提膝，脚尖绷直；同时两臂自下而上画弧至头顶上方，右手在前，左手在后；两臂向身体两侧打开成平举状，略高于肩，掌心向下，手变鸟翅。随即，左腿下落至与肩同宽，两臂自然落至身体两侧；松静站立，目视前方。

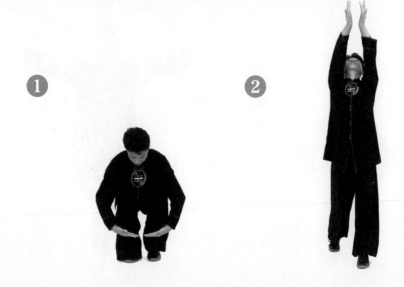

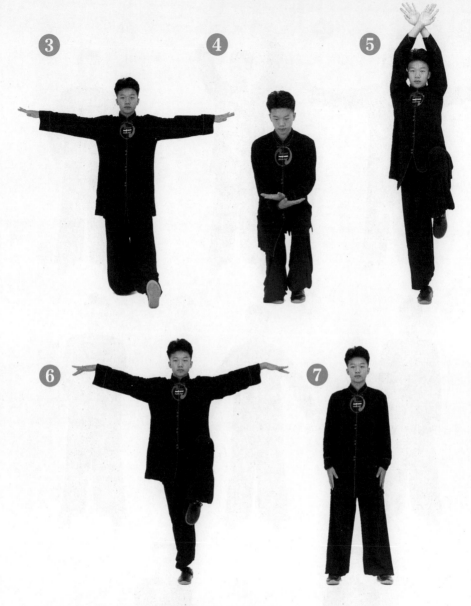

右式与左式动作、次数相同，唯方向相反。

收势

两掌掌心向上从身体两侧徐徐举起，上举至头顶上方变为掌心斜向下；目视前方。两掌指尖相对，沿体前缓慢下按至身体两侧；目视前方。两手向身体两侧分别摆起，在腹前合拢，虎口交叉，叠掌；目视前方。

然后两臂自然垂于体侧，左脚提起向右脚并拢，前脚掌先着地，随之全脚踏实，并步站立，目视前方。

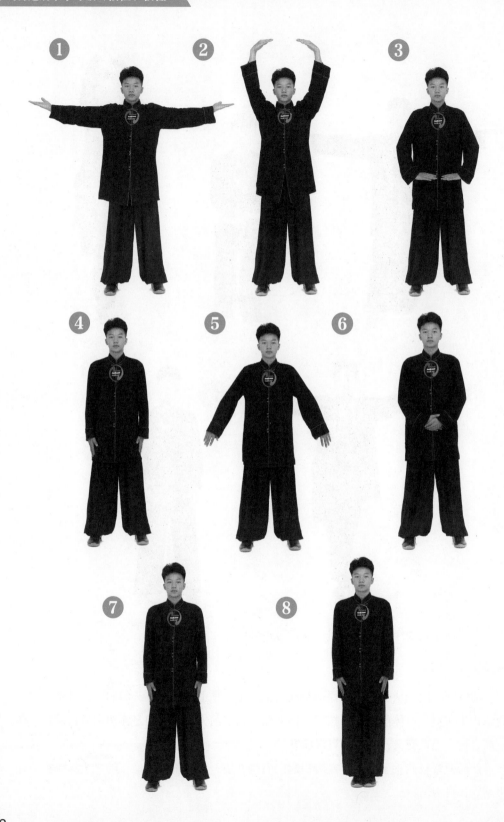

第十四章
健身气功竞赛组织管理与
科学研究

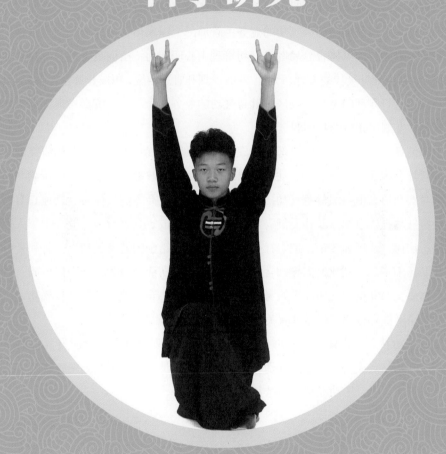

　　相关机构及从业者应从弘扬传统文化、促进全民健康的高度组织及开展健身气功竞赛等工作，并从现代医学、传统医学、人文社会科学等方面积极开展科研工作，助力健身气功的普及与推广。

14.1 健身气功竞赛组织管理

一、健身气功管理体系

健身气功管理工作遵循"讲科学、倡主流、抓管理、促和谐"的总体思路，以"服从大局、积极稳妥、齐抓共管、依法行政、科学发展"为工作原则。

健身气功管理组织根据不同性质，分为健身气功行政管理组织系统和社会组织系统；依照管辖范围，分为全国性、地方性及基层健身气功管理组织。

国家体育总局是全国健身气功的业务主管部门，国家体育总局健身气功管理中心具体组织实施管理。国家体育总局健身气功管理中心职能为：全面负责健身气功的业务管理，研究和制定健身气功的方针、政策、发展规划和管理制度，积极开展宣传推广工作等。地方各级体育行政部门是本行政区域健身气功的业务主管部门，负责当地健身气功的组织与管理，并规定相应的具体职责。

中国健身气功协会是经民政部批准成立，从事健身气功推广、普及和研究的全国性群众体育社会团体，属于非营利性社会组织，是体育行政部门联系群众的桥梁和纽带。中国健身气功协会由各级健身气功协会，各行业体协、高等院校体协、其他具有合法地位的健身气功社团组织以及热爱健身气功事业人士组成。其宗旨为：遵守中华人民共和国宪法、法律、法规和政策，遵守社会道德规范，团结全国健身气功工作者和爱好者，继承和弘扬中华悠久文化，倡导和普及群众性健身气功活动，为增强人民体质，促进社会主义物质文明和精神文明建设服务。中国健身气功协会、地方各级健身气功协会按照其章程，协助体育行政部门做好有关管理工作。

健身气功站点是由体育行政部门会同相关部门管理的群众练习健身气功的基层单位。健身气功站点应符合：依法注册，按时年检；人员稳定，组织健全；场地适宜，保障有力；功法科学，活动经常；团结和谐，管理规范。

二、健身气功竞赛的组织

健身气功竞赛是普及和推广健身气功的有效途径之一，也是全面推进健身气功事业发展的重要手段。组织健身气功竞赛是一项系统工程，主要包括制定竞赛规程、成立竞赛组织机构、下发竞赛通知、组织运动队报名、组织裁判员、落实竞赛其他事项等工作。

其中，竞赛规程是竞赛工作中的纲领性文件，为竞赛活动提供了基本依据，反映了竞赛的主旨思想、目的、意义以及实施办法。竞赛规程应包含如下几方面内容：赛事名称、主办与承办单位/协办单位、时间地点、参加单位/人员、竞赛性质、竞赛项目及内容、参赛资格、参加办法、竞赛办法、名次录取及奖励办法、报名 / 报项与报到、其他相关要求（如保险办理、赛风赛纪要求、兴奋剂规定等）和裁判员选派与仲裁委员会组成等。

14.2 健身气功科学研究

健身气功科学研究的意义在于采用科学的方法，经由感性认知、科学实证、理论形成，进一步揭示健身气功发展规律与机理，指导健身气功运动实践，逐步建立传统文化与现代科学相结合的理论体系。健身气功深受中国传统文化影响，既是人体运动，又属生命科学，呈现出"复杂性、综合性、多样性"的特点。因此，健身气功的科学研究主要涉及中医学、生理学、心理学、人文社会科学等领域。

一、中医学视角下的健身气功科学研究

中医学是以中医药理论与实践经验为主，研究人类生命活动中健康与疾病转化规律及预防、诊治、康复、保健的综合学科。中医学倡导"整体观、恒动观、辨证施治"基本理论，强调"脏象""经络"等学说，以及"阴阳学说""五行学说""天人合一"等哲学思想，形成了鲜明的生命观与健康观，体现了中华文明的精神要义。中医学视角下的健身气功科学研究，就是以中医学理论为指导思想和认知方法论，对健身气功的发生发展、动作创编、功理功法、养生功效等方面开展系列研究。具体而言，中医学视角下的健身气功科学研究，主要是以整体观、阴阳学说、五行学说为理论基础，运用中医学的脏象学说、经络学说、精气神学说等，探究健身气功功法源流与机制、健身养生机理和实践操作方法等。

二、生理学与心理学视角下的健身气功科学研究

一方面，生理学是研究机体生命现象及机体各组成部分功能和机制的学科，描述生命活动的表面现象的同时，通过实验的方法对机体各部分功能及其内在联系进行探析。在生理学视角下，健身气功科学研究从细胞与分子机制，机体内各器官、系统功能以及作用机制层面，对功法特点和习练效应进行分析，系统揭示了健身气功的健身、养生的生理学机制，并从习练健身气功对血液循环、呼吸、神经、消化吸收、内分泌、排泄和免疫等器官系统，及对身体素质的影响、疾病和健康干预等方面深入研究。

另一方面，心理学是研究人心理现象及其影响下的精神功能和行为活动的科学，以心理事实描述、心理规律揭示及指导实践应用为主要任务。健身气功特别注重精神意识的运用与锻炼，其"致虚、守静""止观、心斋""静心养神""仁者寿""形神合一"等理念均呈现出心理学特征。在心理学视角下，健身气功科学研究借助观察、实验、调

查等研究方法和生理心理学、病理心理学、运动心理学等理论，对习练者认知能力与行为习惯、情绪调节与性格优化、人际交往与社会适应等方面开展研究，进一步完善健身气功增进健康的心理机制。

三、人文社会科学视角下的健身气功科学研究

人文社会科学是人文科学和社会科学的总称，是以人、人类社会为研究对象的科学。其包含的人文科学是以人的精神世界及所沉淀的精神文化为主要研究对象的科学，社会科学是以人类社会为研究对象探究社会现象的科学。

人文社会科学视角下的健身气功科学研究通过采用人文社会科学理性批判与情感激发相结合、定性研究与定量研究相结合、直觉领悟与技术分析相结合的研究方法，为解决健身气功发展中的新问题提供了方法论，具体使用的研究方法主要包括问卷调查法、访谈法与文献资料法等。当前，人文社会科学视角下的健身气功科学研究涉及健身气功传承发展与推广、学科体系构建、创新融合发展模式、道德教化、幸福感构建、东西方文化比较等领域。

扫描左侧二维码，
在线查看《健身气功运动水平等级（段位）评定办法（试行）》。